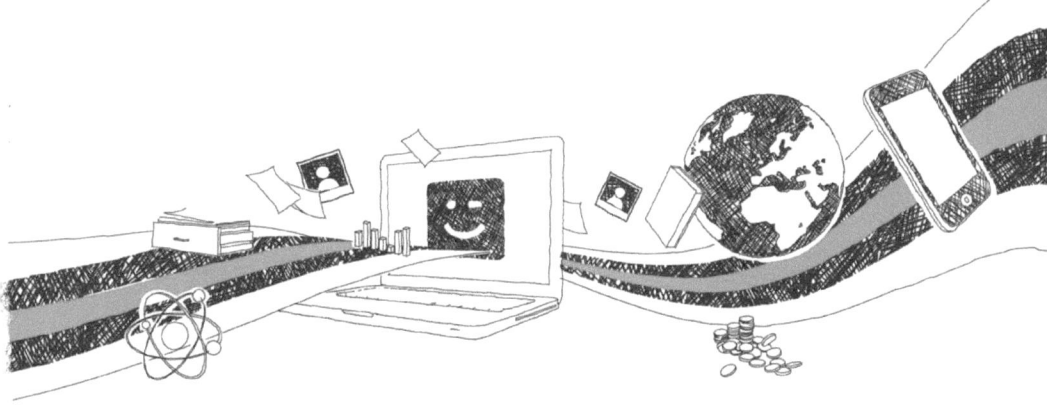
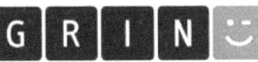

Martin W. Prins

Menschen mit geistigen Behinderungen im Suchthilfesystem

Bestandaufnahme und Versorgungspfade

GRIN Verlag

Bibliografische Information der Deutschen Nationalbibliothek:

Die Deutsche Bibliothek verzeichnet diese Publikation in der Deutschen National-bibliografie; detaillierte bibliografische Daten sind im Internet über http://dnb.d-nb.de/ abrufbar.

Impressum:

Copyright © 2010 GRIN Verlag GmbH
Druck und Bindung: Books on Demand GmbH, Norderstedt Germany
ISBN: 978-3-656-31653-4

Dieses Buch bei GRIN:

http://www.grin.com/de/e-book/204871/menschen-mit-geistigen-behinderungen-im-suchthilfesystem

GRIN - Your knowledge has value

Der GRIN Verlag publiziert seit 1998 wissenschaftliche Arbeiten von Studenten, Hochschullehrern und anderen Akademikern als eBook und gedrucktes Buch. Die Verlagswebsite www.grin.com ist die ideale Plattform zur Veröffentlichung von Hausarbeiten, Abschlussarbeiten, wissenschaftlichen Aufsätzen, Dissertationen und Fachbüchern.

Besuchen Sie uns im Internet:

http://www.grin.com/

http://www.facebook.com/grincom

http://www.twitter.com/grin_com

Menschen mit geistigen Behinderungen im Suchthilfesystem

Bestandaufnahme und Versorgungspfade

Martin W. Prins

Abgabe der Hausarbeit Ende November 2010

Hausarbeit im Wahlpflichtbereich II, Zielgruppe des Managements: Menschen mit Behinderungen im Studiengang Gesundheits- und Sozialmanagement an der Hamburger Fern–Hochschule (HFH)

Inhaltsverzeichnis

1. Einführung

Ziel dieser Arbeit ist eine Bestandsaufnahme zu dem Thema „Sucht und geistige Behinderung" in Deutschland. Nach der Vorstellung der wenigen Untersuchungen zur Prävalenz geht es um die Frage der besonderen Vulnerabilität für Suchterkrankungen bei Menschen mit geistigen Behinderungen[1]. Anschließend werden Konzepte zur Suchtprävention und zur Behandlung der Erkrankung sowie einzelne Suchthilfeeinrichtungen vorgestellt, die sich speziell um dieses Klientel bemühen. Eine Beschreibung der momentanen Kooperation zwischen dem Suchthilfesystem und den Behinderteneinrichtungen folgt darauf, um im nächsten Schritt auf die ineinandergreifenden Versorgungsmöglichkeiten zu kommen. Abschließend werden die bestehenden Defizite aufgezeigt.

Das Thema „Sucht und geistige Behinderung" hat in der Wissenschaft erst im letzten Jahrzehnt an Interesse gewonnen. In der praktischen Arbeit ist die Problematik seit längerem bekannt. Franz stellte in seiner Diplomarbeit 1995 Überlegungen über ein Therapiekonzept an[2]. Ein erster Erfahrungsbericht von Schliep (1999) aus der Fachklinik Oldenburger Land[3] über die dortige Entwöhnungsbehandlung folgte. Schinner (2000) stellte Besonderheiten bei der Beratung von und der Arbeit in Gesprächsgruppen mit süchtigen Menschen mit geistigen Behinderungen in der von ihm geleiteten Suchtberatungsstelle der Lebenshilfe in Berlin dar.
Mitte Mai 2003 fand eine Arbeitstagung der Deutschen Gesellschaft für seelische Gesundheit bei Menschen mit geistigen Behinderungen e.V. zum Thema „Geistige Behinderung und Sucht – eine Herausforderung im Spannungsfeld von Selbstbestimmung und Fürsorge" statt (Dokumentation herausgegeben von Klauß, 2003).
Eine erste Bestandsaufnahme der Problematik erfolgte durch Beer 2004. Sein Schwerpunkt war die Zusammenstellung der wissenschaftlichen Untersuchungen aus den USA und Australien. Weiter beschäftigte er sich mit der Darstellung der bisherigen Erfahrungen in Deutschland zu diesem Thema (vgl. ebd., 74ff).

---

[1] In dieser Arbeit wird überwiegend die Mehrzahl verwendet. Die Benutzung der männlichen Form bedeutet natürlich nicht, dass es keine weiblichen süchtigen Menschen mit geistigen Behinderungen gibt, und stellt auch keine Diskriminierung der Frau dar, sondern dient allein der besseren Lesbarkeit.
[2] Seine Arbeit wurde allerdings erst 2007 in Buchform veröffentlicht.
[3] Seit 1993 wird dort ein spezielles Programm angeboten (vgl. Beer, 2004,78)

2003 wurde in Sachsen-Anhalt eine erste landesweite Erhebung über Sucht und geistige Behinderung durchgeführt. Befragt wurden Wohneinrichtungen und Werkstätten sowie Einrichtungen der Suchthilfe (vgl. Schubert, 2006; Schubert, Theunissen, 2005).

Klauß zitiert in verschiedenen Veröffentlichungen Daten aus einer Explorationsstudie, die Gärtner 2003 im Rahmen einer wissenschaftlichen Hausarbeit über das Suchtverhalten, spezielle Formen der Sucht bei geistiger Behinderung und den Umgang der Institutionen der Behindertenhilfe mit der Thematik gewonnen hat.

Ende 2003 startete in Nordrhein – Westfalen das Modellprojekt „Menschen mit einer geistigen Behinderung und einer Alkoholproblematik". Entwickelt, angeboten und evaluiert wurden Primär- und Sekundärpräventionsprogramme (Projektdokumentation: Kretschmann – Weelink, 2006; Evaluation: Bentrup – Falke, 2006). Weitere Präventionsprogramme einzelner lokaler Träger und Einrichtungen folgten (s. Kap. 2.3).

2009 wurde von der LWL (Landschaftsverband Westfalen Lippe)-Koordinationsstelle Sucht eine Studie zum Thema „Problematischer Suchtmittelkonsum bei Menschen mit einer Intelligenzminderung" durchgeführt. Erste Ergebnisse wurden auf der Suchtfachtagung „Intelligenzminderung und Suchtmittelkonsum" in der LWL-Klinik Warstein 2009 vorgestellt[4] (vgl. LWL-Kliniken Warstein und Lippstadt Abt. Suchtmedizin und Rehabilitationszentrum Sucht Südwestfalen, 2009, 3-4); ausführlicher wurden die Vorgehensweise und die Ergebnisse auf einem Symposium dargelegt (s. Fußnote 6)[5]. Die Studie selber wurde bisher noch nicht schriftlich veröffentlicht[6].

Hingewiesen sei in diesem Zusammenhang auch auf die Zusammenarbeit der LWL-Koordinationsstelle Sucht mit der niederländischen Einrichtung „Tactus", welche seit 2008 das großangelegte Forschungsprojekt „Substance Use and Misuse in Inellectual Disability" (SumID) durchführt[7].

Seit 2009 läuft das Modellprojekt „Vollerhebung Sucht und geistige Behinderung" in Nordrhein – Westfalen. Ziele sind die Ermittlung des Bedarfs an Hilfsangeboten, sowie

---

[4] Diese Veranstaltung stieß auf so große Resonanz, dass die eigentliche Arbeit in den Workshops nicht wie geplant stattfinden konnte. Weitere Veranstaltungen sollen folgen (vgl. LWL-Kliniken Warstein und Lippstadt Abt. Suchtmedizin und Rehabilitationszentrum Sucht Südwestfalen, 2009, 4).
[5] Weitere Hinweise auf die Studie finden sich in verschiedenen LWL-KS-Newsletter der Jahre 2008 bis 2010 und im Jahresbericht 2007/2008der LWL-Koordinationsstelle Sucht.
[6] Sarrazin beschreibt die Vorgehensweise und Ergebnisse auf dem 2. Deutschen Suchtkongress 16.-19.09.2009 in Köln. Eine Power Point Präsentation über „Selektive und indizierte Prävention" im Rahmen dessen Sarrazin über „RAR – Rapid Assessment and Response – sachgerechte Bedarfserhebung für Projekte der selektiven Suchtprävention" sprach, findet sich auf der Internetseite der Deutschen Gesellschaft für Soziale Arbeit in der Suchthilfe (http://www.dg-sas.de) (Stand: 09.11.2010).
[7] vgl. http://www.tactus.nl/?sid=46 und die dort veröffentlichten Newsletter des Projektes

die Untersuchung ob und welche Hilfsangebote es schon in Nordrhein – Westfalen gibt. Bisher sind noch keine Zwischenergebnisse veröffentlicht.

Wenige Suchthilfeeinrichtungen bieten spezielle Programme für Menschen mit geistigen Behinderungen an (s.u.). Viele Einrichtungen bemühen sich ihre „normalen" Angebote diesem Klientel zugänglich zu machen und sich auf ihre besonderen Bedürfnisse einzustellen (vgl. Schubert, 2006, 26f).

1.1. Definition Sucht

International wird der Begriff „Sucht" (addiction to) nicht mehr verwendet. In Deutschland werden Sucht, Suchterkrankung und Abhängigkeitserkrankung synonym verwendet. Die Abhängigkeit ist nicht ein Spezialfall des Konsums (einer Substanz), sondern ein Spezialfall einer Verhaltensabhängigkeit. Stoffliche und nicht-stoffliche Süchte haben eine gemeinsame Grundlage (vgl. Hüsgen, 2009, 14). Die Sucht ist „... begründet in einer in der Interaktion mit dem Umfeld autobiografisch erworbene(n) Fehlhaltung, die sich im Gedächtnis abspeichert" (ebd., 15). Die Fehlhaltung sorgt für die Entstehung der Krankheit und nicht die Potenz der Substanz (vgl. ebd., 15).

Unterschieden wird zwischen schädlichem Gebrauch (Missbrauch) und Abhängigkeit. Missbrauch kann zu körperlichen und psychischen Gesundheitsschädigungen führen. Das Abhängigkeitssyndrom wird beschrieben „ ... mit einem starken Wunsch die Substanz einzunehmen, Schwierigkeiten den Konsum zu kontrollieren und anhaltender Substanzgebrauch trotz schädlicher Folgen. Dem Substanzgebrauch wird Vorrang vor anderen Aktivitäten und Verpflichtungen gegeben" (ebd., 11).

Diagnostische Kriterien für eine Abhängigkeit sind:

- Toleranzentwicklung
- Entzugssymptome
- Kontrollverlust
- Hoher Zeitaufwand für Beschaffung, Konsum und „Erholung" davon
- Versagen bei Rollenaufgaben
- Fortgesetzter Substanzgebrauch trotz körperlicher oder psychischer Probleme (vgl. ebd., 13).

In Abgrenzung dazu sind Kriterien für Missbrauch:

- „Nicht Vorliegen" der Kriterien für Abhängigkeit
- Substanzgebrauch, der zu Versagen bei der Erfüllung wichtiger Tätigkeiten führt
- Substanzgebrauch, der zur körperlichen Gefährdung führt
- Probleme mit dem Gesetz in Zusammenhang mit dem Gebrauch
- Gebrauch trotz sozialer und zwischenmenschlicher Probleme (vgl. ebd., 13).

1.2. Definition geistige Behinderung

Lernbehinderungen (synonym wird in dieser Arbeit der Begriff „Minderbegabung" verwendet) werden als Entwicklungsstörungen (nach ICD-10 F 81) beschrieben. Damit werden schwerwiegende Lernstörungen gemeint, die durch „ ... geminderte allgemeine Intelligenzleistungen, biologisch oder/und durch soziale Benachteiligungen, kulturelle Diskrepanzen, Traumata etc. verursacht" (McManama, 2009, 10) worden sind. Die Übergänge zu einer Nicht-Behinderung aber auch zu einer geistigen Behinderung sind fließend. Insofern wird dieses Konzept in Frage gestellt (vgl. ebd., 10).

Nach dem ICD-10 F 70ff handelt sich bei der geistigen Behinderung um eine Steigerung der Lernbehinderung mit unterschiedlichen Schweregraden, klassifiziert nach dem Intelligenzmodell, wonach eine geistige Behinderung ab einem IQ von unter 70 vorliegt. Auf Grund der zweifelhaften Anwendbarkeit und Aussagekraft von Intelligenztests bei Menschen mit geistigen Behinderungen werden weitere Variablen in der Diagnostik und Einstufung vorgenommen (vgl. ebd., 10). So ist nach DSM-IV-318 zwar auch das Hauptmerkmal die unterdurchschnittliche intellektuelle Leistungs-fähigkeit, jedoch in Begleitung von weiteren massiven Einschränkungen der Anpassungsfähigkeit z.B. im Bereich Kommunikation, eigenständige Versorgung, zwischenmenschliche Fertigkeiten und Selbstbestimmtheit (vgl. ebd., 10). Die Störung muss vor dem 18. Lebensjahr aufgetreten sein.

Geistige Behinderungen können durch vielfältige Schädigungen vor, während und nach der Geburt bedingt sein (vgl. ebd., 13); sie stehen in ihrer Ausprägung aber immer im sozialen Kontext (vgl. ebd., 13).

Den Entwicklungs- und Lebensbedingungen der betroffenen Personen wird eine wesentliche Rolle zugeschrieben (vgl. Jantzen, 1992). Die Auswirkungen sozialer Komponenten auf die psychische und kognitive Entwicklung sowie auf Hirnstrukturen – hervorzuheben ist die psychische sowie soziale Isolation als gravierende „Störung des Stoffwechsels des menschlichen Individuums mit Natur und Gesellschaft" (Jantzen 2001, 10) – gewinnen in der neurowissenschaftlichen Forschung zunehmende Bedeutung. Die Erkenntnisse der Hirnforscher Edelmann und Tononi (2002), Trevarthen (2005)[8] u.a. fließen in die interdisziplinäre Forschung des neuen Wissenschaftsbereiches „Disability Studies" ein.

---

[8] Edelmann, G.; Tononi, G. (2002): Gehirn und Geist. München: C. H. Beck; Trevarthen, C. (2005): Action and emotion in development of the human self, its sociability and cultural intelligence: Why

6

Für die Entwicklung zukünftiger therapeutischer Angebote für Menschen mit geistigen Behinderungen werden aus diesem neuen Forschungszweig weitere wichtige Impulse zu erwarten sein.

1.3. Vorkommen und Formen der Sucht bei Menschen mit geistigen Behinderungen

Klauß (2003) stellt die These auf, dass alle Menschen mit (geistigen) Behinderungen Formen der Sucht entwickeln können. Die Form ist allerdings abhängig von den individuellen Möglichkeiten, dem Zugang zu dem und die Verfügbarkeit des „Suchtmittels" sowie der Wohnform und der daraus resultierenden   Form der Fremdkontrolle. Suchtverhalten setzt Kompetenzen voraus: z.B. das Interesse für Genussmittel zu entwickeln, die Beschaffungswege zu entdecken und umzusetzen, sowie die Nutzung selbst (ebd., 35).

Untersucht wurden von Gärtner   (s. Kap. 1) Suchtmittel wie Nikotin, Alkohol, Medikamente, Fernsehen und Essen. Nach Einschätzung der befragten Betreuer und Leiter der Einrichtungen sind 1% der Bewohner / Beschäftigten alkoholabhängig, 10 % werden als gefährdet eingestuft. Medikamentenabhängigkeit bzw. die Gefährdung zur Abhängigkeit wird als gering eingestuft (Klauß, 2003, 32). Die anderen Suchtmittel spielen für diese Hausarbeit keine Rolle, sollten aber nicht unerwähnt bleiben.
Illegale Drogen wurden bei Gärtner nicht abgefragt. Sie waren (sind) bei Menschen mit geistigen Behinderungen kaum verbreitet. Dies könnte nach Eisner mehrere Ursachen haben. Diese Menschen kennen das Rauschpotenzial nicht, sie sind für professionelle Dealer auf Grund ihrer begrenzten finanziellen Möglichkeiten uninteressant und Dealer sehen in ihnen wegen ihrer Verhaltensweisen ein zu großes Risikopotenzial (vgl. Eisner, 1995, zit. nach Beer, 2004, 78). Diese Beobachtung deckt sich mit den Erfahrungen von Schliep (1999) in der Fachklinik Oldenburger Land. „Alkohol und Nikotin (stehen) als leicht zu beschaffende Suchtmittel absolut im Vordergrund" (ebd., 34)[9].Klauß (2009) weist auch darauf hin, dass neben den untersuchten Genussmitteln bei Menschen mit

---

infants have feelings like ours. In: Nadel, J.; Muir, D. (Hrsg.): Emotinal development. Oxford: Oxford University Press, 61 – 91.
[9] Verwiesen sei hier allerdings auf eine neuere Studie (Sarrazin, 2009; s.u.), die zu einer anderen Einschätzung kommt.

schwersten Behinderungen sich „ … selbst schädigende Verhaltensweisen Suchtcharakter annehmen können" (ebd., 7)[10].

Bei der landesweiten Erhebung in Sachsen – Anhalt (s. Kap. 1) wurde nur nach dem Alkoholkonsum gefragt. Hier ergab sich, dass die Mitarbeiter in den Wohneinrichtungen 4,2 % der Bewohner als alkoholabhängig und 6,7 % als gefährdet einschätzten. In den Werkstätten für Menschen mit Behinderungen (WfbM) wurden 1,4 % als alkoholabhängig und 2,7 % als gefährdet eingestuft (Schubert, Theunissen, 2005, 314). Geht man davon aus, dass es für die Mitarbeiter in Behinderteneinrichtungen schwierig ist einzuschätzen, ob jemand gefährdet oder schon abhängig ist, so decken sich die Angaben zumindest für den Wohnbereich bei den beiden Erhebungen. 11 % galten demnach als alkoholgefährdet bzw. -abhängig.

90 % der als gefährdet bzw. abhängig geltenden Menschen mit geistigen Behinderungen waren männlich; das Durchschnittsalter betrug in den Wohnstätten 47 in den Werkstätten 43 Jahre. Gut 40 % wurden als leicht geistig behindert (IQ über 55), ca. 55 % als mittel- (IQ zwischen 35 und 55) und die übrigen als schwer geistig behindert (IQ unter 35) beschrieben (ebd., 315).

Betrachtet man die unterschiedlichen Wohneinrichtungsformen, so lebten 50 % der betroffenen Menschen in Wohnheimen mit ständiger Assistenz, 19 % lebten in Außenwohngruppen mit ständiger, 21 % in Wohngruppen ohne ständige Assistenz. 6% wohnten alleine oder mit einem Partner (ebd., 316).

Bei den Werkstätten ergab sich folgendes Bild: 20 % wohnten bei den Eltern, 22 % lebten in Wohnformen ohne Assistenz, 20 % lebten alleine oder mit einem Partner und die restlichen wohnten in Heimen oder Vollzeiteinrichtungen (davon 29 % mit ständiger Assistenz) (ebd., 316).

Auch Gärtner kam zu dem Ergebnis, dass prozentual gesehen mehr Menschen mit geistigen Behinderungen und einer Alkoholabhängigkeit bzw. –gefährdung in Wohnheimen als in Außenwohngruppen lebten (vgl. Klauß, 2003, 34), obwohl bei letzteren Wohnformen die Fremdkotrolle geringer ist, und weniger Freizeitgestaltung angeboten wird. Klauß vermutet, dass dies einen Selektionsprozess widerspiegelt, da Menschen mit geistigen Behinderungen und einer Abhängigkeit oder Gefährdung seltener aus einem Wohnheim in offenere Wohnformen umziehen dürfen (vgl. ebd., 33).

---

[10] Ausführlicher in: Klauß, T. (2007): Selbstverletzendes Verhalten - weshalb schädigen Menschen ihren Körper. Online im Internet: http://www.ph-heidelberg.de/org/allgemein/fileadmin/user_upload/wp/klauss/svv.pdf (Stand: 12.11.2010).

Es läge die Vermutung nahe, dass mit zunehmender Normalisierung der Lebensweise, bei der Fremdkontrolle und Freizeitangebote abnehmen, die Zahl der Betroffenen steigen würde. Diese Tendenz deckte sich nicht mit den Ergebnissen der Erhebung in Sachsen – Anhalt. Die Betreuer und Leiter der Einrichtungen sahen 2003 keine großen Unterschiede im Vergleich zu „vor 5 Jahren" bzw. „vor 10 Jahren". Aber 50% konnten keine Angabe zu „vor 10 Jahren" und immerhin 35 % noch zu „vor 5 Jahren" machen (Schubert, Theunissen, 2005, 322)[11].

Hingewiesen sei auch auf Kap. 2.1.2, in dem u.a. der Kontakt zu und der Umgang mit Alkohol bei einer Gruppe von Menschen mit geistigen Behinderungen beschrieben wird, die an einem Gesundheitspräventionsprogramm mit einem Schwerpunkt „Umgang mit Alkohol" teilnahmen.

1998 ergab eine Untersuchung, bei der die Diagnosen von Menschen mit geistigen Behinderungen bei der Einweisung in ein psychiatrisches Krankenhaus betrachtet wurden, dass bei 4 % Alkoholismus als Erstdiagnose und bei 9 % als Zweitdiagnose gestellt worden war. Medikamenten- oder Drogenabhängigkeit spielten bei 1 % als Erst- und bei 2 % als Zweitdiagnose eine Rolle (vgl. Lingg, Theunissen, 2000, 59).

Kazin und Wittmann gehen in westlichen Gesellschaften von 1 – 2,5% Menschen mit Lernbehinderungen (IQ 70 bis 84) aus. Daraus errechnen sie, dass ca. 64 000 alkoholkranke Menschen mit Lernbehinderungen in Deutschland leben würden. Andere Berechnungen kommen auf die fast vierfache Zahl an betroffenen Personen (vgl. Kazin, Wittmann, 2007, 67f).

Sarrazin (2009) kommt in ihrer Studie u.a. zu folgenden Ergebnissen:
- Der problematische Konsum ist bei Menschen mit Intelligenzminderungen zumindest nicht geringer als in der Durchschnittsbevölkerung.
- Der Kenntnisstand der Betroffenen ist eher gering. Aufklärung sei nötig.
- Illegale Substanzen und Spielsucht, welche bisher kaum beachtet wurden, spielen eine größere Rolle als bisher gedacht (vgl. ebd., 14).

Zusammenfassend betrachtet, scheint die Zahl der Betroffenen zuzunehmen. Die Schätzungen um die Jahrtausendwende gingen von erheblich weniger Menschen mit

---

[11] Dieser Befund relativiert sich aber, wenn man berücksichtigt, dass noch 2006(!) fast 90 % der Menschen mit geistigen Behinderungen in zentralen Großeinrichtungen wohnten, während nur 10 % in offeneren Wohnformen lebten (vgl. McManama, 2010, 249).

geistigen Behinderungen aus, die von einer Alkoholproblematik betroffen waren. Inzwischen rechnen die Experten mit ähnlichen Zahlen wie in der Durchschnittsbevölkerung (vgl. dazu auch die Aussage von Hörnig in: o. N., 2009, 6).

In Kombination mit der Alkoholkrankheit tritt häufig eine weitere psychische Erkrankung auf (Komorbidität). Schizophrenie, Bipolare Störungen, Depressionen und Ängste diverser Ausprägung werden von dem Erkrankten oft mit Alkohol behandelt (Selbstmedikation), oder aber die psychischen Erkrankungen treten als Folge des Alkoholmissbrauchs auf. Häufig ist unklar, was zuerst da war: Alkoholmissbrauch oder psychische Erkrankung (vgl. Studien bei Masulek, 2008, 6 -7; Dlabel, 2008, Folie 4ff). In der wissenschaftlichen Literatur wird oft auch bei Minderbegabung und Suchterkrankung von Komorbidität gesprochen (s.u.; vgl. Oehrle, 2010, 21).

Auch bei Menschen mit geistigen Behinderungen kann es, abgesehen von den kognitiven Einschränkungen, zu einer Kombination aus verschiedenen psychischen Erkrankungen kommen. Beer (2008) geht auf Grund von anglo-amerikanischen Forschungen davon aus, dass affektive Störungen einerseits bei Menschen mit geistigen Behinderungen seltener als in der Normalbevölkerung diagnostiziert werden, aber andererseits wahrscheinlich häufiger auftreten (ebd., 50). Auch Lingg und Theunissen gehen davon aus, dass Menschen mit geistigen Behinderungen erheblich häufiger psychische Störungen oder Verhaltensauffälligkeiten zeigen als Menschen ohne Behinderungen (vgl. Lingg, Theunissen, 2000, 18 und 48f). Ein ähnlicher Befund findet sich auch bei Schläfke und Häßler. So liegt die Vermutung nahe, dass auch eine Komorbidität im Sinne von psychischer Auffälligkeit und einer Suchterkrankung bei Menschen mit geistigen Behinderungen häufiger auftritt (vgl. Schläfke, Häßler, 2005, 270, vgl. auch Kazin, Wittmann, 2007, 68 und 71).

1.4. Vulnerabilität von Menschen mit geistigen Behinderungen für Suchterkrankungen

Bei der Betrachtung von „Komorbidität" wurde klargestellt, dass es sich um zwei „Krankheiten" handelt. Früher gingen die Mediziner davon aus, dass die geistige Behinderung eine psychische Erkrankung sei und Verhaltensauffälligkeiten verursache. Diese These hat seine absolute Gültigkeit verloren seitdem die sozialen Komponenten der Lebensumstände der betroffenen Menschen näher erforscht sind.

Grundsätzlich können wie bei Menschen ohne Behinderungen auch bei Menschen mit geistigen Behinderungen psychische Erkrankungen auftreten. Es gibt Hinweise, die darauf hindeuten, dass die Wahrscheinlichkeit, dass Menschen mit geistigen Behinderungen bzw. mit Minderbegabungen süchtig und/oder psychisch krank werden, größer ist als in der Gesamtbevölkerung (vgl. Beer, 2008, 82ff).

Dieses hängt wesentlich mit seiner besonderen Lebenssituation und seinen Einschränkungen zusammen, wie aus der Hospitalismusforschung bekannt ist. Als Beispiel sei hier nur auf E. Goffmans Studien[12] über Diskulturationsfolgen und Identitätsstörungen hingewiesen, die durch das Leben in Totalen Institutionen bedingt sind.

Schinner (2008) gibt als besondere Faktoren „... kognitive, kommunikative und psychoemotionale Einschränkungen, sowie Einschränkungen der Ich-Funktionen" an. Hinzu kämen eine „geringe motivationale Konstanz und Frustrationstoleranz" (ebd., 154). Weiter führt er z.b. eingeschränkte oder fehlende Möglichkeiten der Selbst-bestimmung als Ursache an. So könnte der Alkoholkonsum gerade unter den restrik-tiven und von Fremdbestimmung geprägten Lebensbedingungen als Ausdruck selbst-bestimmten Handelns und als Identitätsmerkmal verstanden werden (vgl. Schinner, 2000, 7f). Er weist auch darauf hin, dass Alkoholkonsum für diese Menschen eher eine Aufwertung als eine Abwertung seiner gesellschaftlichen Stellung bedeuten kann (vgl. ebd., 7). Schliep (1999) schildert, dass sie nach ihrer Erfahrung oft Alkohol konsumieren, um ihre Defizite in Bezug auf Kontaktaufnahme, Ängste und Durchsetzungsfähigkeit zu kompensieren. Auch verknüpfen sie damit kurzfristige positive Effekte wie z.B. Verringerung von Langeweile, Verschaffung von Ansehen, Beruhigung und Entspannung (vgl. ebd., 34f). Kretschmann-Weelink (2006) verweist auch darauf, dass Menschen mit geistigen Behinderungen die Risiken und die Wirkung des Konsums schlecht einschätzen können (vgl. ebd., 50).

Betrachtet man aber die vorliegenden Zahlen und Einschätzungen zu Alkoholmissbrauch und –abhängigkeit bei Menschen mit geistigen Behinderungen, so fällt auf, dass sie geringer sind als nach den obigen Ausführungen zu vermuten steht. Es liegt die Vermutung nahe, dass die durch Fremdbestimmung geprägten Lebensbedingungen, restriktiver Umgang mit Alkohol in den Behinderteneinrichtungen (Alkoholverbot in den Werkstätten, Verbot oder Restriktionen in den

---

[12] Goffman, E. (1971): Asyle. Über die soziale Situation psychiatrischer Patienten und anderer Insassen. Frankfurt/M: Suhrkamp

11

Wohneinrichtungen[13]) sowie eingeschränkte finanzielle Möglichkeiten dabei eine wichtige Rolle spielen. Hier sei auch noch einmal auf die Vermutung von Klauß (s. Kap. 2.3) hingewiesen, nach der Alkoholismus ein Ausschlusskriterium für den Umzug aus Wohnheimen in offenere Wohnformen sein könnte.

Es wird abzuwarten sein, in wie weit sich die Häufigkeitsverteilung verändert, wenn – in Erfüllung der UN-Menschenrechtskonvention für Menschen mit Behinderungen – der prozentuale Anteil der außerhalb der intensiven und restriktiven Heime Lebenden angestiegen ist.

---

[13] vgl. dazu die Anmerkung von Theunissen, 2004, 212: ein von der Einrichtungsleitung verfügtes generelles Alkoholverbot bzw. stark eingeschränkte Konsummöglichkeiten in den Wohnstätten sind weit verbreitet; in nur einer Einrichtung hatten die Bewohner das Alkoholverbot selbst beschlossen. Vgl. zum Thema Selbstbestimmung und Alkoholkonsum die Anmerkung von McManama in ihrem Vortrag 2000 in Himmelskron („Was willst Du, dass ich Dir tun soll"): die Aufgabe der Mitarbeiter sei es nicht Menschen mit geistigen Behinderungen vor der Gefahr „Alkohol" zu schützen, sondern ihm die Entscheidung, ob er konsumieren möchte oder nicht, selbst überlassen. Unterstützung bräuchte er, um einen angemessenen Umgang mit dem Genussmittel zu erlernen. Vgl. dazu auch den Artikel von Kretschmann-Weelink (2008) „Ich weiß doch selbst, was ich will" zum Thema Selbstbestimmung, Normalisierung, Inklusion und Sucht.

2. Menschen mit geistigen Behinderungen im Suchthilfesystem

Menschen mit geistigen Behinderungen treten seit vielen Jahren im Suchthilfesystem auf. Das Thema „Alkohol und geistige Behinderung" wird als Thema und in den Behinderteneinrichtungen als Problematik vermehrt wahrgenommen. Als neue Zielgruppe im Suchthilfesystem wurden sie aber erst vor kurzem „entdeckt"[14]. Ihre besonderen Bedürfnisse spiegeln sich im System (noch) nicht wieder. In diesem Kapitel geht es um die Darstellung theoretischer Konzepte und Überlegungen zu diesem Thema, sowie um die Beschreibung der wenigen Einrichtungen, die sich speziell mit diesem Klientel befassen.

2.1. Konzepte

Dieser Abschnitt ist zweigeteilt. In dem ersten Teil geht es um die Behandlung der Suchterkrankung bei Menschen mit geistigen Behinderungen bzw. mit Minderbegabungen. Dabei werden neben theoretischen Überlegungen auch Konzepte aus der Praxis beschrieben. In dem zweiten Teil werden Konzepte und Angebote zur Suchtprävention behandelt.

2.1.1. Behandlung Suchterkrankung

Beer (2008) beschreibt in seiner Bestandsaufnahme den Stand der Forschung im angelsächsischen Raum. Menschen mit geistigen Behinderungen werden relativ selten behandelt. Gründe hierfür werden in der geringeren Häufigkeit (vgl. ebd., 46), der selteneren Aufdeckung des Missbrauchs, dem gezielten Ausschluss von einer Aufnahme, fehlenden finanziellen Mitteln und einer Untätigkeit der Institutionen in Bezug auf diese Zielgruppe gesehen (vgl. ebd., 57). Ein weiterer Punkt sei die mangelnde Erfahrung im Suchthilfesystem beim Umgang mit Menschen mit geistigen Behinderungen (vgl. ebd., 59).

Zwar gab es Mitte der 90iger Jahre eine zunehmende Bereitschaft, süchtige Menschen mit geistigen Behinderungen zu behandeln, aber dieses Klientel profitiert wenig bis gar nicht von der normalen Behandlung (vgl. ebd., 60). Insofern wird es als notwendig

---

[14] Auf der 50. DHS-Fachtagung im November 2010 ist ein Thema „Gesellschaft im Wandel – neue Zielgruppen der Suchthilfe" in der es auch um Menschen mit geistiger Behinderung geht (vgl. Programmheft und Flyer der DHS zur 50. Fachtagung Sucht vom 8. – 10.11.2010 in Essen)

betrachtet, die konventionelle Behandlung zu modifizieren und auf dieses Klientel zuzuschneiden (vgl. ebd., 61).

Beer fügt hier die Frage nach der Zuständigkeit an. Soll das Personal der Suchthilfe geschult werden, um mit diesem Klientel umgehen zu können, oder müssen die Mitarbeiter in den Behinderteneinrichtungen im Bereich Sucht entsprechende therapeutische Fähigkeiten erlernen? (vgl. ebd., 61).

Folgende Modifikationen werden als besonders wichtig erachtet:

- „Verlängerung der Behandlungsdauer, um das Verständnis zu fördern
- Gebrauch unterstützender statt konfrontativer Methoden
- Bei der Behandlung stärker als sonst die Richtung vorgeben
- Vermittlung von Informationen über Alkohol größere Priorität geben
- Behandlungsformen vereinfachen und häufiger wiederholen
- Verstärkt konkrete und spezifische Ziele formulieren, die kurzfristig erreichbar sind
- Verhaltenstherapie vermehrt mit einbeziehen
- Familie des Klienten stärker involvieren
- Mehr Geduld mit dem Klienten haben
- Statt Gruppenberatung mehr Einzelberatung anbieten" (ebd., 62).

Die Behandlung von Menschen mit geistigen Behinderungen erfordert mehr Zeit als die Behandlung von Menschen ohne geistige Behinderungen (vgl. ebd., 62).

In der Gruppenberatung bräuchte dieses Klientel zusätzliche Erläuterungen und eine generelle Begleitung (vgl. ebd., 62). Nächste Bezugspersonen sollten mit einbezogen werden, auch um die Nachsorge und damit den Behandlungserfolg abzusichern und die Reintegration in die Gesellschaft zu unterstützen (vgl. ebd., 62f). Auch hier deutet sich schon die Notwendigkeit einer Zusammenarbeit an, und insofern wäre ein interdisziplinärer Ansatz von Vorteil (vgl. ebd., 63).

Beer hat drei modifizierte Konzepte und Programme kurz vorgestellt. Allen ist gemeinsam, dass ihre Wirksamkeit bis zur Veröffentlichung (noch) nicht evaluiert wurde.

Bei dem „Liaison Modell" besteht eine enge Verbindung zwischen Suchthilfesystem und dem Hilfesystem für Menschen mit einer weiteren Diagnose (z.B. geistige Behinderung, psychische Erkrankung). Ausgehend von den besonderen Bedürfnissen dieses Klientel, ist es das Ziel dieser Verbindung „... einen Austausch zwischen den beiden Hilfssystemen zu organisieren sowie entsprechende Angebote zu koordinieren" (ebd., 64). Das Suchthilfesystem deckt „... die Bereiche Koordination der Hilfe und Planung der Nachsorge..." (ebd., 64) ab, während das andere Hilfssystem den „...

Bedarf (…) für eine Intervention bei ihrem Klienten (feststellt) sowie für Information, Konsultation und Koordinierung bzgl. der Nachsorge …"(ebd., 64) zuständig ist. Auch sollen beide Systeme an der Entwicklung von Konzepten zur Behandlung süchtiger Menschen mit geistigen Behinderungen mitwirken (vgl. ebd., 64).

Der „Maine Approach" ist ein umfassendes Behandlungsprogramm mit den Komponenten: Einschätzung, Behandlung und Nachsorge. „Schwerpunkt der Behandlung bilden hier die Teilnahme an Gruppen der Anonymen Alkoholiker sowie die kurzfristige Verstärkung allgemein akzeptierter Verhaltensweisen" (Burgard et al, zit. nach Beer, 2008, 65). In jedem Fall problematisch stellt sich die Teilnahme von Menschen mit geistigen Behinderungen in einer normalen Selbsthilfegruppe dar (vgl. Kap. 2.3).

Basierend auf der Philosophie der Anonymen Alkoholiker wurde in den 70iger Jahren der „Emotions Anonymous" – Ansatz geschaffen. Dabei handelt es sich um eine vereinfachte und modifizierte Form des Ansatzes der Anonymen Alkoholiker, auch um den Bedürfnissen Menschen mit geistigen Behinderungen zu entsprechen. Einige Versionen enthalten auch Hinweise für die Begleitung von Menschen, die mit dem normalen Programm der Anonymen Alkoholiker nicht zurechtkommen (vgl. ebd., 65f).

Franz beschreibt in seiner 2008 in Buchform erschienenen, aber schon 1995 geschriebenen Diplomarbeit „Überlegungen zu therapeutischen Möglichkeiten für alkoholkranke Menschen mit Behinderung" seine Vorstellungen für Modifikationen. Er bezieht sich aber nicht explizit auf Menschen mit geistigen Behinderungen. Interessant ist sein Befund, dass einige Kliniken von den Verbänden für Hör- und Sehbehinderte empfohlen wurden, diese Kliniken aber den Grund dafür nicht angeben bzw. diese Empfehlung nicht nachvollziehen konnten (ebd., 23ff). Einige wenige Kliniken gaben an, ein Konzept für Menschen mit einer langjährigen Suchtkarriere zu haben, also für Menschen, welche häufig einen eingeschränkte(n) intellektuelle(n) Leistungsbereich haben und/oder deren lebenspraktische Fertigkeiten … neu erarbeitet werden …" (ebd., 25) müssen.

Die Therapieziele gleichen denen von süchtigen Menschen mit Behinderungen. Abhängig sind sie von dem einzelnen Menschen, seiner Persönlichkeit und seinen Lebensumständen (vgl. ebd., 31ff).

Lernprozesse vollziehen sich bei süchtigen Menschen mit Intelligenzminderungen jedoch langsamer und müssen immer wieder angeregt werden. Das Lernfeld wäre eingeschränkt, die Bereiche Sprache und Intelligenz bedingen sich gegenseitig, Defizite seien besonders im Sozialverhalten sichtbar. Auffallend sei eine Unselbstständigkeit, welche in Fremdbestimmung mündet. Dieser Mensch braucht eine besondere Hilfe, um (wieder) eigene Entscheidungen treffen zu können (vgl. ebd., 27).

Die Zeit vor einer Entwöhnungsbehandlung dient der Vorbereitung und der Motivation des süchtigen Menschen. Die Behandlung erfolgt auf freiwilliger Basis und kann zu jeder Zeit beendet werden. Idealerweise sollten die (behinderten und natürlich auch nicht behinderten) Patienten im Vorfeld durch Gespräche begleitet und motiviert werden. Dazu gehört auch der Besuch von Selbsthilfegruppen. Im Regelfall fände diese Vorbereitung nicht statt (vgl. ebd., 35f). Franz schreibt, dass die süchtigen Menschen mit Behinderungen in der WfB (Werkstatt für Behinderte) Gifhorn sowohl eine interne wie eine externe Selbsthilfegruppe besuchen und dort auf die Entwöhnungsbehandlung vorbereitet (motiviert) würden (vgl. ebd., 23). Eine Internetrecherche ergab im Oktober 2010 keinen Hinweis auf diese interne Selbsthilfegruppe.

Bei der Länge der Entwöhnungsbehandlung legt sich Franz nicht fest: So lang wie nötig, so kurz wie möglich. Die Dauer soll mit dem Patienten besprochen sein. Je länger die Behandlung dauern würde, desto größer könnte die Therapieverdrossenheit und die Gefahr eines Abbruches der Behandlung werden. Um dem Menschen mit Behinderungen einen langjährigen Kontakt mit seiner „Klinik" zu ermöglichen, aber auch um die Nachsorge zu gewährleisten, sollte die Einrichtung in Wohnortnähe liegen (vgl. ebd., 40f). Er fordert den Aufbau von Regionalverbünden (vgl. ebd., 41f).

Die Hausordnungen und Konzeptionen der Fachkliniken sind - auch wenn sie für behinderte Menschen konzipiert sind - überwiegend schwer verständlich gehalten. Menschen mit Lernbehinderungen haben Schwierigkeiten diese Texte zu verstehen, fragen aber auch ungerne nach. Auch der Sinn von Besuchssperren, die Vorgabe von Tagesabläufen und Pflichten erschließt sich somit schlecht, Ängste werden verstärkt, eine evtl. schon vorhandene Motivation sinkt (vgl. ebd., 45f).

In der Eingangsphase geht es überwiegend um die Motivation zur weiteren Behandlung. Daneben spielen körperliche und psychische Untersuchungen eine wichtige Rolle. Die intellektuelle Leistungsfähigkeit wird getestet, die Krankheitseinsicht und das Problembewusstsein gefördert, die kommunikativen Fähigkeiten überprüft, die Therapieziele benannt, das Vertrauensverhältnis zum Therapeuten aufgebaut und Ängste insbesondere in Gruppen werden gemindert (vgl. ebd., 46f).

Die zweite Behandlungsphase beginnt nach Aufbau eines Vertrauensverhältnisses zum Therapeuten und einer gewissen Gruppenfähigkeit. Aktuelle Konflikte werden bearbeitet, der Therapeut wird wohlwollender Begleiter. Der Patient lernt seine Gefühle kennen und mit ihnen umzugehen. Die Gruppe wird zum Trainingsfeld. Selbstvertrauen und Eigeninitiative werden entwickelt, Kontaktstörungen möglichst beseitigt (vgl. ebd., 47f).

Die dritte Phase ist die Ablösephase. Die Außenorientierung wird verstärkt, der Patient erhält „Urlaub". In dieser Zeit soll er sich „zu Hause" Selbsthilfegruppen anschauen und sich für eine entscheiden, da diese ein wichtiges Element der Nachsorge sind. Der beschützende Rahmen wird aufgehoben (vgl. ebd., 67f).

Der süchtige Patient mit Behinderungen sollte nach Beendigung seiner Entwöhnungsbehandlung nicht ohne professionelle Hilfe bleiben. Er sollte an eine Suchtberatungsstelle angebunden sein und eine Selbsthilfegruppe besuchen und nicht nur in die Hände der Fachdienste der Werkstätten entlassen werden (vgl. ebd., 69ff).

Therapeutische Methoden sind u.a. analytisch orientierte Gruppen- und Einzeltherapie, Gesprächs-, Familien- und Verhaltenstherapie. Franz sieht Alkoholismus als Beziehungskrankheit, die Gruppe bietet sich als „Modellfamilie" zur „...Ursachenfindung und Aufarbeitung von Störungen und Defiziten an" (vgl. ebd., 49f). Die Gruppe sollte allerdings bezogen auf ihre Intelligenz homogen sein, eine besondere Einrichtung für süchtige Menschen mit Lernbehinderungen sei jedoch nicht notwendig, da fast ein Viertel der Patienten z.B. in einer Klinik über keinen Schulabschluss verfüge. In solch eine Gruppe ließen sich auch Patienten aus einer Behinderteneinrichtung integrieren. Ein ähnlicher Sachverhalt spiegele sich auch in der beruflichen Tätigkeit wider. Fast 35 % der Patienten seien ungelernte oder angelernte Arbeiter.

Die Gruppentherapie ermöglicht soziales Lernen (vgl. ebd., 50ff).

Nach Feuerlein (zit. n. Franz, ebd., 51) profitieren verbal kompetente Menschen von der Gruppentherapie, während ich-schwache und gehemmte sowie geltungsbedürftige Patienten zunächst Einzeltherapie benötigen um gruppenfähig zu werden.

In einem Beispiel beschreibt Franz einen Patienten aus der WfB Gifhorn, der zu früh an der Gruppentherapie teilnahm. Durch ihn kam es in der Gruppentherapie zu erheblichen Störungen, er wurde dann aber belächelt und von der Gruppe nicht ernst genommen. Er reagierte gekränkt, wenn seine Beiträge nicht ausreichend berücksichtigt wurden. Die

Kränkungen, die er früher schon erfahren hatte, erfuhr er wieder; sie wurden aber nicht aufgearbeitet (vgl. ebd., 51f).

In der Einzeltherapie propagiert Franz eine Mischung aus klientenzentrierter Gesprächspsychotherapie (nach Rogers) und der Transaktionsanalyse (nach Berne) (vgl. ebd., 55ff).

Die Arbeitstherapie sieht er als Ausgleich zur Gruppentherapie. Hier bewegt sich der Patient, der sich im Arbeitsleben befindet, auf sicherem Boden. Das stärkt sein Selbstbewusstsein. Er erhält sichtbare Resultate seiner Tätigkeit, erkennt aber auch seine Grenzen. Er übernimmt Verantwortung und verbessert seine Leistungsfähigkeit. „Arbeitsentwöhnte" Patienten haben die Möglichkeit ihre Defizite aufzuarbeiten. Für süchtige Patienten mit Behinderungen ist die Arbeitstherapie wichtig. Menschen mit und ohne Behinderungen arbeiten zusammen und sammeln Erfahrungen (vgl. ebd., 59f). Die Arbeitstherapie unterscheidet sich durch ihren Leistungsanspruch von der Beschäftigungstherapie.

Die Beschäftigungstherapie bietet durch die Förderung der Kreativität sinnvolle Möglichkeiten der Freizeitgestaltung (auch in Gruppen). Es werden Fähigkeiten und Aktivitäten geweckt, die zum Wohlbefinden beitragen. Menschen mit Störungen in der Kommunikation finden hier eine Ausdrucksmöglichkeit. Es wird ohne Zeitdruck gearbeitet, der Patient hat schnell Erfolgserlebnisse. Insofern ist diese Therapieform für Menschen mit Behinderungen gut geeignet (vgl. ebd., 61f).

Bei der Angehörigenarbeit schlägt Franz vor, nicht nur die Angehörigen, sondern auch andere Bezugspersonen wie z.B. den direkten Vorgesetzten aus einer Behindertenwerkstatt des süchtigen Menschen mit Behinderungen mit einzubeziehen. Das Umfeld des Menschen mit Behinderungen braucht in diesem Fall besondere Aufmerksamkeit, um die erreichten Veränderungen abzusichern. Dieses könnte in Gruppen von Menschen mit und ohne Behinderungen, durch Einzelgespräche und in homogenen Gruppen in Gruppengesprächen geschehen (Angehörigen- und Vorgesetztenseminare). Der direkte Vorgesetzte als zentraler Bezugspunkt in einer Werkstatt hätte dann auch mehr Möglichkeiten, angemessen auf die Suchtproblematik seines Mitarbeiters zu reagieren (vgl. ebd., 63ff).

Zusammenfassend fordert Franz eine Behandlung der kleinen Schritte, die süchtigen Menschen mit Behinderungen eine neue Lebensweise erlernen lässt, sowie den Aufbau eines wohnortnahen Regionalverbundes, der den Patienten auf die

Entwöhnungsbehandlung vorbereitet, die Behandlung durchführt und anschließend die Nachsorge bzw. die Nachbehandlung übernimmt.

Theunissen (2004) geht in seinem Beitrag über Alkoholgefährdung und Suchtproblematik bei Menschen mit geistigen Behinderungen davon aus, dass die bei Menschen ohne Behinderungen mit problematischen Alkoholkonsum häufiger auftretende „Selbstheilung" (Spontanremission) bei Menschen mit geistigen Behinderungen seltener auftritt. Er begründet dies mit „... unzureichende(n) Problemlösungsstrategien, mangelnde(n) Fähigkeiten zur Selbstkontrolle, einem fehlenden Vertrauen in eigene Ressourcen, unzureichende(n) soziale(n) Kompetenzen ... (und) fehlende(n) soziale(n) Netzen und Unterstützung ..." (ebd., 225). Wissenschaftliche Erkenntnisse über die Spontanremission (Abstinenz oder kontrolliertes Trinken) bei einer Alkoholproblematik von Menschen mit geistigen Behinderungen gibt es nur in einer älteren amerikanischen/australischen Studie (vgl. ebd., 225).

Theunissen konstatiert, dass die Mitarbeiter in den Suchthilfeeinrichtungen sich im Umgang mit Menschen mit geistigen Behinderungen häufig überfordert oder inkompetent sehen und der Auffassung sind, dass dieses Klientel eigene „Settings" bräuchte (vgl. ebd., 225f). Nur durch persönliche Assistenz wäre eine Behandlung im „normalen" Rahmen der Einrichtungen der Suchthilfe und der Selbsthilfegruppen möglich. Die Mitarbeiter der Suchthilfeeinrichtungen sollten im Umgang mit diesem Klientel geschult, die Betreuer in den Behinderteneinrichtungen mit dem Thema Sucht vertraut gemacht werden (vgl. ebd., 226). Insofern läuft es auch bei Theunissen auf eine enge Verzahnung zwischen Suchthilfesystem und Behinderteneinrichtungen hinaus. Interventionen „... müssen subjekt- und kontextorientiert angelegt sein" (ebd., 226).

Beim Erstkontakt mit dem Suchthilfesystem sei die Motivation der Beteiligten (Mensch mit geistiger Behinderung, Betreuer und /oder Angehöriger) zu klären, da vor dem Kontakt wohl schon Auseinandersetzungen in Bezug auf den Alkoholkonsum stattgefunden haben werden. Gerade im Umgang mit Menschen mit geistigen Behinderungen ist die Gefahr der Fremdbestimmung groß, so dass eine „aufgedrückte" Intervention gegen seinen Willen häufig ins Leere läuft. Eine Intervention kann nur dann erfolgreich sein, wenn der Mensch (mit und ohne Behinderung) bereit ist, sich behandeln zu lassen bzw. bereit ist, sein Trinkverhalten zu ändern. Die Motivierung von Menschen mit geistigen Behinderungen zur Mitarbeit ist in der Orientierungsphase die zentrale Aufgabe, um mit einer umfangreichen Diagnostik beginnen zu können (vgl. ebd., 227).

Bei der „Verstehenden Diagnostik" nach Lingg und Theunissen (vgl. dazu Lingg, Theunissen, 2000, 26f) ist die funktionale Analyse, also „... die Erkundung der das Problemverhalten bedingenden und aufrechterhaltenden Faktoren in einem lebensgeschichtlichen Kontext" (ebd., 228) der zentrale Baustein. Neben den Problemen und kritischen Lebensereignissen geht es auch um seine individuellen und sozialen Ressourcen und seine positiven Erfahrungen (vgl. ebd., 227). In der Diagnostik muss neben einer allgemeinen medizinischen Untersuchung geklärt werden, ob die Alkoholproblematik psychische Ursachen haben könnte (Komorbidität) (vgl. ebd., 227f).

Die Diagnostik mündet in der Einschätzung des Schweregrades der Problematik und der daraus resultierenden Planung der Maßnahmen. Ein kritischer Alkoholkonsum aus einer bestimmten Problematik heraus erfordert andere Interventionen als eine schon bestehende Abhängigkeit. Bei einer Abhängigkeit sollte bei Bedarf eine Entgiftung auf jeden Fall aber eine Entwöhnungsbehandlung mit anschließender Nachsorge erfolgen. Alles dieses kann sinnvollerweise nur einvernehmlich erfolgen (vgl. ebd., 229f).

Theunissen fordert ein subjektzentriertes und kontextorientiertes „Breitbandkonzept" mit Pharmakotherapie (besonders bei Komorbidität) und Psychotherapie als Behandlungssäulen, welche in pädagogische, sozialtherapeutische und kontextbezogene Maßnahmen eingebettet sind. Speziell für dieses Klientel gäbe es keine wissenschaftlich validierten Erkenntnisse über erfolgreiche Behandlungsmaßnahmen, aber allgemein sei anerkannt, dass für dieses Klientel pragmatische Verfahren einsichtsorientierten überlegen seien (vgl. ebd., 231).

Psychotherapeutische Ansätze müssen vereinfacht und modifiziert werden. Der Schwerpunkt sei auf psychoedukative Interventionen zu legen, wobei Theunissen hier besonders das Problemlösetraining hervorhebt (vgl. ebd., 232ff). Weiter propagiert er ein „kognitives Umstrukturieren", um dem süchtigen Menschen aus seinen einseitigen Denkschemata zu lösen. Dieses kann aber viele Menschen mit geistigen Behinderungen überfordern und ist somit -wenn überhaupt- nur in kleinen Schritten einsetzbar (vgl. ebd., 234f).

Eng verbunden mit diesen beiden Maßnahmen ist die aktive und unterstützende Hilfe zur Problemlösung, in der neben einer Realitätsüberprüfung auch Verhaltens- und Bewältigungsstrategien erarbeitet werden sollen. Auch dieses überfordert Menschen mit geistigen Behinderungen, so dass andere Ausdrucksformen gefunden werden müssen. Neue Verhaltensweisen und Problemlösungsstrategien sollten nicht nur im Einzelgespräch erarbeitet, sondern auch in einer Gruppe ausprobiert und eingeübt werden (vgl. ebd., 236f).

Vorhandene Defizite dürfen aber den Blick auf vorhandene Ressourcen nicht verstellen. Interventionen sollten an den Stärken, Talenten und Fähigkeiten ansetzen. Soziale Netzwerke müssen gesichert und mobilisiert werden (vgl. ebd., 235f).

Ein besonderes Gewicht legt auch Theunissen auf die Arbeit mit den Bezugspersonen. Diese benötigen „ … grundlegende Informationen über Alkoholmissbrauch und –abhängigkeit, sowie über Handlungsmöglichkeiten und geeignete Umgangsformen mit dem Betroffenen …" (ebd., 237). Eng verbunden damit wären kontextverändernde Maßnahmen in Bezug auf die primäre Lebenswelt (z.b. Einteilung des Taschengeldes), auf das soziale Umfeld (z.b. Absprachen mit dem Lebensmittelgeschäft „um die Ecke") oder auf der makrosystemischen Ebene (z.b. Veränderung der Hausordnung) (vgl. ebd., 237f).

Nachsorge und Rückfallprophylaxe sind zentrale Bausteine zur Sicherung des Erfolges der Entwöhnungstherapie. Behandlungen von Patienten ohne anschließende Nachsorge und Selbsthilfegruppe sind weniger erfolgreich, als bei Patienten, die entsprechend eingebunden sind. Dieses gilt auch für Menschen mit geistigen Behinderungen. Diese sind allerdings darauf angewiesen, dass sie einen persönlichen Unterstützer haben, der entsprechendes koordiniert und organisiert. Bei einem Besuch einer Selbsthilfegruppe muss eine Gruppe gefunden werden, die bereit ist, Menschen mit geistigen Behinderungen auf- und anzunehmen. Dieses ist im Vorwege zu arrangieren. Menschen mit geistigen Behinderungen brauchen beim Gruppentreffen einen persönlichen Assistenten. Nur wenn sich Menschen mit geistigen Behinderungen in der Gruppe akzeptiert und respektiert fühlen, erfüllt die Gruppe ihre Funktion (vgl. ebd., 238f).

Während die Überlegungen von Franz und Theunissen eher theoretischer Natur sind, kommt die Einschätzung von Schinner (2008) aus der Praxis der Suchtberatung von Menschen mit geistigen Behinderungen (zur Suchtberatung der Lebenshilfe in Berlin s. Kap. 2.2.1). Die geistige Behinderung führt nach Schinner bei der Entstehung, aber auch bei der Behandlung der Suchterkrankung zu spezifischen Bedingungen.

Dazu zählen u.a.:

- „kognitive, kommunikative und psychoemotionale Einschränkungen, sowie Einschränkungen der Ich-Funktionen.
- Geringe motivationale Konstanz und Frustrationstoleranz
- Erhöhte Hemmschwelle gegenüber externen Beratungs- und Therapieangeboten
- Voraussetzung einer langfristigen persönlichen Beziehung innerhalb eines Geborgenheit und Vertrauen vermittelnden Wohnumfeldes für die motivationale und therapeutische Ansprechbarkeit" (ebd., 154).

Strukturmerkmale der Suchtkrankenhilfe sind u.a.:

- „ausgeprägte Komm-Struktur
- Hoher verbal-intellektueller Anteil"(ebd., 154).

Kommen   Menschen mit geistigen Behinderungen in eine Fachklinik, ähnliches gilt auch für den Besuch von Selbsthilfegruppen, treten weitere Problemstellungen auf:

- „große Gruppen
- Relativ hohe kognitive Ansprüche
- Abstrakte Themen
- Hoher kommunikativer Anteil
- Wortgewandte Mitpatienten
- Schwierigkeiten der Orientierung (z.B. wechselnde Therapieveranstaltungen und Orte, Verstehen der Haus- und Therapieordnung)
- Scham über eingeschränkte Fähigkeiten im Lesen
- Zu wenig gleichartig Behinderte und damit Nicht-Berücksichtigung behindertenspezifischer Fragestellungen" (ebd., 154).

Schinner folgert daraus, dass Menschen mit geistigen Behinderungen mit einer Suchtproblematik daher Angebote mit spezifischen Merkmalen brauchen.

Kognitive und kommunikative Einschränkungen führen zu „… sehr individuellen Kommunikations- und Interaktionsmustern …", die nur zu verstehen sind, wenn man mit ihnen vertraut ist. „… (A)usgeprägte Angststörungen und tiefgehende Gefühle von Minderwertigkeit, Identitätsunsicherheit …"(psychoemotionale Einschränkungen) sowie „… mangelnde Impulskontrolle, fehlende Unterscheidung von Innen- und Außenwelt …" (Einschränkungen der Ich-Funktionen)   sind Teil der geistigen Behinderung, aber auch „… Folge einer lebenslangen sozialen Bevormundung, Diskriminierung und Stigmatisierung…" (ebd., 154).

Beständigkeit in der Motivation, Frustrationstoleranz und das Überwinden von Hemmschwellen muss jeder Betroffene im Suchthilfesystem mitbringen. Süchtige Menschen mit geistigen Behinderungen sind jedoch damit schnell überfordert, so dass die Art und die Durchführung der Angebote den intellektuellen und emotionalen Fähigkeiten angepasst werden muss (vgl. ebd., 154f).

Eine langfristige persönliche Beziehung ist „... eine absolut unerlässliche Voraussetzung für den Erfolg und die Nachhaltigkeit der therapeutischen Bemühungen" (ebd., 155).

Schinner schließt bei der Behandlung zwar psychotherapeutische Ansätze nicht aus, sieht aber den Schwerpunkt der Arbeit in dem Aufzeigen und Einüben von Handlungsalternativen (handlungs- und lösungsorientierte Methodik) (vgl. ebd., 155).

Fazit seines Artikels ist die Forderung für suchtgefährdete bzw. süchtige Menschen mit geistigen Behinderungen, ein besonderes ambulantes oder (teil)stationäres Angebot zu schaffen. Dieses Angebot soll ein Bindeglied zwischen Suchtkrankenhilfe und den Behinderteneinrichtungen darstellen, und hätte folgende Aufgaben:

- „es berät suchgefährdete und sucherkrankte Menschen mit geistigen Behinderungen, motiviert sie zum kontrollierten Trinken oder zur Abstinenz, begleitet sie bei einer ambulanten oder teilstationären Therapie und übernimmt die Aufgabe der Nachsorge.
- Es berät die Einrichtungen der Behindertenhilfe im Hinblick auf die Vermeidung eines koabhängigen Verhaltens, auf die vermehrte Schaffung von Möglichkeiten der Selbstbestimmung und von Alternativen zu süchtigen Verhalten" (ebd., 155).

Ein solches Angebot entlaste die Behinderteneinrichtungen und mache dem süchtigen Menschen mit geistigen Behinderungen die suchttherapeutischen Angebote des Suchthilfesystems zugänglich und leiste somit einen Beitrag zur Selbstbestimmung, Normalisierung und Integration von Menschen mit geistigen Behinderungen (vgl. ebd., 155).

Schliep kommt wie Schinner aus der praktischen Arbeit mit süchtigen Menschen mit intellektuellen Einschränkungen. Im Rahmen einer Arbeitstagung hat sie 2003 das spezialisierte Konzept der Fachklinik Oldenburger Land zur stationären Entwöhnungsbehandlung Menschen mit geistigen Behinderungen vorgestellt. Sie arbeitete dort als Therapeutin.

Anfragen an die Fachklinik kommen selten von dem betroffenen Menschen, sondern überwiegend von seinen Betreuern und/oder Angehörigen. Häufig befinden sie sich in dem Dilemma zwischen Förderung selbstbestimmten Handelns und dem Erkennen abhängigen Verhaltens (vgl. Schliep, 2003, 53f). Von der Klinik wird eine gewisse Gemeinschaftsfähigkeit, Introspektionsfähigkeit und Frustrationstoleranz gefordert.

Ausgeschlossen werden Patienten mit einer Doppeldiagnose (psychische Erkrankung und Sucht) (vgl. ebd., 56).

Die Mitarbeiter in den einzelnen therapeutischen Abteilungen gehen seit Jahren mit diesem Klientel um. So gelingt es z.B. Patienten mit anfänglichen Orientierungsschwierigkeiten aufzufangen. Die Patientengruppe ist klein, so dass schnell eine vertraute Atmosphäre aufgebaut wird (vgl. ebd., 54).

Folgende therapeutische Angebote kommen zur Anwendung:

- „Gruppenpsychotherapie
- Therapien aus dem medizinischen Bereich
- Themenzentrierte Gruppen
- Selbsthilfegruppen
- Arbeitstherapie
- Beschäftigungstherapie
- Freizeitgestaltung
- Indikative Gruppen
- Gruppensprecherrat
- Angehörigenarbeit" (ebd., 54).

Durch den Verlust seiner gewohnten Umgebung bei Antritt der Entwöhnungsbehandlung kann der Patient seine Gewohnheiten und Verhaltensmuster nicht unmittelbar fortsetzen. Er ist irritiert. Er bekommt einen Paten an die Seite gestellt, welcher schon länger in der Klinik ist. Die Verunsicherung bietet die Möglichkeit für Gespräche über die Situation in der Klinik aber auch über die eigene Situation. Patienten, die schon länger in der Klinik sind, wirken auf unsichere und/oder neue Patienten stabilisierend und hilfreich. Eventuell können auch kritische Therapiesituationen durch Patienten außerhalb der eigentlichen Gruppe aufgefangen werden. Die Anfangsphase ist geprägt von neuen Menschen, neuen Regeln, neuer Tagesstruktur und der weiten räumlichen Entfernung von der gewohnten Umgebung. In der Integrations- und Motivationsarbeit geht es um Hemmungen und Sprechängste, Fremd- und Eigenmotivation und um Krisenintervention (vgl. ebd., 55).

Der Patient wird direkt in seine Bezugstherapiegruppe aufgenommen, d.h. er hat immer dieselben Bezugstherapeuten. Stabilisierend wirkt auch die Gruppe, da die Patienten über einen ähnlichen Erfahrungshorizont verfügen und sich in einer ähnlichen Lebenssituation befinden. Die Fluktuation ist bei einer Regelbehandlungszeit von vier Monaten und einer Gruppengröße von ca. acht Patienten relativ gering (vgl. ebd., 55f).

Folgende Verhaltensbesonderheiten sollten Berücksichtigung finden:

- „Auffassungsverlangsamung
- Gestörte Abstraktionsfähigkeit
- Schlechtes Erinnerungsvermögen
- Aggressions- und/oder Impulsdurchbrüche
- Häufig Störung der situativen Orientierung
- Verstimmungen" (ebd., 56).

Für die Psychotherapie bedeutet dies ein „… Konglomerat verschiedenster Elemente unterschiedlicher Methoden und Elemente" (ebd., 56). Oberstes Prinzip ist die Verständlichkeit gekennzeichnet durch „Gebrauch von kurzen Sätzen und bekannten Worten", „übersichtliche Vermittlung der Informationen", Beschränkung auf das Wesentliche, nicht nur die intellektuelle sondern auch die gefühlsmäßige Ansprache und lebensnahe Beispiele (ebd., 57).

Im Kontakt gelten die Regeln der klientenzentrierten Gesprächsführung nach Rogers. In der Gruppentherapie wird der Therapeut als Realperson wahrgenommen und übernimmt „Hilfs-Ich-Funktionen". „Der Therapeut demonstriert mit seinen Antworten das Denken und Fühlen eines reiferen Objektes und wirkt so den zumeist destruktiven unreifen Objektbildern der Patienten entgegen" (ebd., 57). Problematische Verhaltensweisen können in der Gruppe unter der Berücksichtigung der Kränkbarkeit und Frustrationstoleranz bearbeitet werden. Gearbeitet wird an konkreten Inhalten und Alltagssituationen, da das Abstraktionsvermögen gering ist. Es geht nicht nur um das Verhalten unter Alkoholeinfluss, sondern auch um die Befähigung, frustrierende und belastende Erlebnisse und Erfahrungen anders zu lösen. Nicht zu vernachlässigen ist der Zeitfaktor. „Denk- und Lernprozesse vollziehen sich langsam und müssen wiederholt werden" (ebd., 57).

In der Angehörigenarbeit kommt häufig dem Kontakt zu den Betreuern in der Behinderteneinrichtung eine besondere Rolle zu. Ihre Bedeutung liegt sowohl in der Stabilisierung des Patienten aber auch in der konkreten inhaltlichen Arbeit (vgl. ebd., 58).

Schliep betont, dass in der therapeutischen Arbeit mit süchtigen Menschen mit geistigen Behinderungen die Erarbeitung kleiner realistischer Ziele von großer Bedeutung ist. Dieses führt zu Erfolgs- statt Frustrationserlebnissen und kann sich positiv auf eine abstinente Lebensführung auswirken (vgl. ebd., 58).

Zum Schluss weist aber auch sie darauf hin, dass für ein umfassendes Hilfsangebot für dieses Klientel das Suchthilfesystem deutlich erweitert werden müsste (vgl. ebd., 58).

Ebenfalls über Erfahrung verfügt das Medizinisch-Heilpädagogische-Zentrum am Bezirkskrankenhaus Kaufbeuren. Kazin und Wittmann beschreiben ihre Erfahrungen in der ambulanten suchtspezifischen Therapie mit Menschen mit Intelligenzminderungen. Als wichtigste Säule bezeichnen sie den Besuch einer integrierten psychologischen Therapiegruppe (entwickelt für schizophrene Patienten). In ihr soll mit lösungsfokussierten Ansätzen u.a. eine Stärkung des Selbstbewusstseins und die Übernahme von Eigenverantwortung erreicht werden. In die Ergotherapie wird u.a. kognitives Training mit eingebunden. Die Gruppentherapie verläuft in vier Blöcken: Achtsamkeit, Stresstoleranz, Umgang mit Gefühlen und zwischenmenschliche Beziehung. Die Patienten nehmen an einer Suchtgruppe teil, in der die Suchtproblematik thematisiert wird und Problemlösungsmöglichkeiten gesucht werden. Um ihre eigenen Ressourcen und Stärken zu erkennen, gibt es eine psychoedukative geschlechtsspezifische Männer oder Frauengruppe. Desweiteren werden die Betreuer und Angehörigen in die Behandlung mit eingebunden und über die und den Umgang mit der Erkrankung aufgeklärt. Sie weisen auch darauf hin, dass weitere gleichzeitig auftretende psychische Erkrankungen medikamentös behandelt werden müssen (vgl. Kazin, Wittmann, 2007, 71).

2.1.2. Prävention

Im Zuge der Recherche im Internet ergab sich, dass vereinzelt Suchtpräventionsprogramme für Menschen mit geistigen Behinderungen angeboten werden. Sowohl in Chemnitz als auch in Leipzig wird ein Programm für Förderschüler angeboten. In Dessau gibt es ein Programm getragen von der Stadt und einer Behindertenwerkstätte für junge Erwachsene mit geistigen Behinderungen (s. Kap. 2.3). Klauß regt an, dass das in der Grundschule oft verwendete Programm zur Gesundheitsförderung und Suchtvorbeugung „Klasse 2000" der Zielgruppe „Förderschüler" angepasst werden sollte (vgl. Klauß, 2006, 11).

2009 wurde von der LWL-Koordinationsstelle Sucht eine Studie zum Thema „Problematischer Suchtmittelkonsum bei Menschen mit einer Intelligenzminderung" durchgeführt.

Kernaussagen der Studie sind:

- Menschen mit Intelligenzminderungen konsumieren genauso häufig Suchtmittel wie die durchschnittliche Bevölkerung
- Von den üblichen Maßnahmen und Materialien der Suchtprävention wird dieses Klientel nicht erreicht
- Es müssen spezielle Materialien für dieses Klientel entwickelt werden (vgl. LWL –Koordinationsstelle Sucht, 2010, 8).

Sarrazin ergänzt hierzu, dass der Kenntnisstand der Betroffenen gering ist (Sarrazin, 2009, 14).

Unter der Federführung von Kretschmann-Weelink, einer Pädagogin und Sozialtherapeutin bei der Westfalenfleiß gGmbH Arbeiten und Wohnen, wurde im Rahmen eines Projektes ein Präventionsprogramm erstellt. Wissenschaftlich wurde es von der Katholischen Fachhochschule Paderborn begleitet, evaluiert wurden Teile davon im Rahmen einer Diplomarbeit (Bentrup-Falke, 2006). Die Projektlaufzeit war von 2003 bis 2006.

Die Beschreibung des Programms bezieht sich überwiegend auf die Projektdokumentation (Kretschmann-Weelink, 2006). Hingewiesen sei auch auf ein Arbeitspapier der Arbeitsgruppe „Menschen mit geistigen Behinderungen und einer Alkoholproblematik", auf die Kurzbeschreibung des Projektes auf der Internetseite der Stiftung des Landes Nordrhein – Westfalen für Wohlfahrtspflege sowie auf die Internetseite der Einrichtung Westfalenfleiß auf der das DIDAK – Programm beschrieben und zum Erwerb angeboten wird (Angaben s. Literaturliste).

Unter Prävention versteht die Bundeszentrale für gesundheitliche Aufklärung „ … die Verhütung von Krankheiten durch Ausschaltung von Krankheitsursachen, durch Früherkennung und Frühbehandlung oder durch Vermeidung des Fortschreitens einer bestehenden Krankheit" (zit. n. Kretschmann-Weelink, 2006, 71). Unterschieden wird zwischen primärer, also der Krankheitsverhütung, der sekundären, also der Krankheitsfrüherkennung, und der tertiären Prävention, also der Verhütung einer Krankheitsverschlechterung (vgl. ebd., 72ff).

Kretschmann-Weelink stellt an Präventionsmaßnahmen und –projekte sowie für gesundheitsfördernde Programme für Menschen mit geistigen Behinderungen (insbesondere mit einer Alkoholproblematik) folgende Anforderungen:

- „Unterscheid(ung) zwischen primärer, sekundärer und tertiärer Prävention;
- Individuell(e) Ausricht(ung) (auf) … und ausgehen(d) von der individuellen Situation;
- (Vermittlung von) Informationen über Alkoholismus und etwaige Folgeschäden … ;
- … praxisorientiert (e) (Vermittlung von Themen) … ;
- (Einplanung von) mehr Zeit … als bei nicht-behinderten Menschen;
- (Angebot von) Kompetenztraining … ;
- (Angebot von) strukturierte(n) Problemlösetechniken … ;
- Raum für Entwicklung und Anwendung von Handlungs- und Lösungsstrategien … , beispielsweise in Rollenspielen;
- (Berücksichtigung der) interne(n) und externe(n) Ressourcen … ;
- Kurze, gut strukturierte Informationseinheiten … ;
- Realitätsnah(es) (V)orgehen;
- (Einsatz von) leicht verständliche(n) Arbeitsmaterial … ;
- (Thematisierung und Unterstützung von) realisierbare(n) und praxisorientierte(n) Zielsetzungen … ;
- (evtl. Einbezug des) … Umfeld(es) …" (ebd., 71).

Präventionsprogramme für Menschen mit geistigen Behinderungen sollen diese „… für Möglichkeiten sensibilisieren, sich gesundheitsförderlich zu verhalten" (ebd., 74). Sie könnten „… erkennen, dass sie selber etwas für ihre Gesundheit tun können" (ebd., 74). Wegen der spezifischen Anforderungen an diese Programme brauchen sie für diese Zielgruppe entwickelte Programme (vgl. ebd., 76).

In dem konkreten Projekt sollten vier Bestandteile erarbeitet werden:

- Ein „ … didaktisch-handlungsorientierte(s) Programm(…) zum gesundheits-verträglichen Alkoholkonsum oder zur Abstinenz für Menschen mit geistigen Behinderungen und (einer) Alkoholproblematik (DIDAK)" (Stiftung Wohlfahrtspflege NRW, o. J., 2).
- Die Möglichkeit der Freizeitgestaltung ohne Alkohol im Rahmen der Freizeitgruppe „Treff" ; Gesprächsangebot über die Alkoholproblematik
- Beratungen der Teams (Mitarbeiter) der Westfalenfleiß gGmbH; Beratungsangebot für Bewohner der Wohnheime und Beschäftigte der Werkstätten
- Entwicklung von Kriterien zur Einschätzung der Alkoholgefährdung und –abhängigkeit von Menschen mit geistigen Behinderungen (vgl. ebd., 2; s. a. o.N., o.J., 4f und Kretschmann-Weelink, 2006a, 203f).

In der Projektdokumentation von Kretschmann-Weelink werden die beiden letzten Punkte nicht mehr beschrieben, so dass davon auszugehen ist, dass sie nicht abschließend verfolgt worden sind. In einem Artikel (2006a) erwähnt sie die Entwicklung eines Beratungskonzeptes für Mitarbeiter bzw. Bewohner und Beschäftigte. Ein Diagnoseinstrumentarium zur Einschätzung von Alkoholmissbrauch und –abhängigkeit solle entwickelt werden (vgl. ebd., 204). Auf der Internetseite der Westfalenfleiß gGmbH wird nur erwähnt, dass Beratungen für Mitarbeiter, Bewohner und Beschäftigte angeboten wurden, und das ein praktikables Diagnose-Instrumentarium entstanden sei (vgl. Westfalenfleiß, o.J., 5). Beschrieben und evaluiert wurde laut dieser Internetseite das DIDAK- Konzept und die Freizeitgruppe „Treff" (vgl. ebd., 5). Eine Evaluation über die Freizeitgruppe war in der Literatur bisher nicht zu finden.

Die Freizeitgruppe „Treff" wurde 14tägig angeboten. Konzipiert wurde sie als Angebot für Menschen mit geistigen Behinderungen und einer Alkoholproblematik. Bewohnern und Beschäftigten aus den Behinderteneinrichtungen wurde die Möglichkeit einer (sinnvollen) Freizeitgestaltung ohne Alkoholkonsum geboten. Bei Bedarf konnten Gespräche auch über die Alkoholproblematik geführt werden (vgl. ebd., 5).
Die Freizeitgruppe wurde schon 2002, also vor Beginn der Projektlaufzeit von Kretschmann-Weelink konzipiert und begründet (vgl. Beer, 2004, 80). Nach Beer, der offenbar auch als Betreuer in der Gruppe mitgearbeitet hat, standen nicht die Schwächen und Defizite dieser Menschen im Mittelpunkt, sondern ihre Stärken und Kompetenzen. Ziele waren insofern, „… die Menschen aus der Einsamkeit und Isolation ihrer unter Umständen neuen, eigenen Wohnungen herauszuholen und ihnen ein alternatives Freizeitangebot (statt „Trinken") anzubieten. Darüber hinaus sollten soziale Umgangsformen … sowie das Einhalten von Terminen geübt werden …" (ebd., 79f).
Die Teilnahme ist freiwillig, und kann auch durch Druck nicht erzwungen oder forciert werden. Durch die Teilnahme soll das Selbstwertgefühl gesteigert und über die Mitgliedschaft Sicherheit vermittelt werden (vgl. ebd., 80). 2004 betrug die Gruppengröße 7 Teilnehmer (vgl. ebd., 79), Bentrup-Falke erwähnt in ihrer Diplomarbeit zwei Jahre später dieselbe Größe (Bentrup-Falke, 2006, 55).
Kretschmann-Weelink stellt in ihrer Projektdokumentation fest, dass sich die Freizeitgruppe als Sekundärpräventionsprogramm bewährt hat. Die Gruppe bietet, wie Beer feststellt, keine Interventions- oder Behandlungsmöglichkeit bei Alkoholmissbrauch (vgl. Beer, 2004, 80), aber im präventiven Rahmen besteht die Möglichkeit weiterem Konsum entgegenzuwirken.

Nach Kretschmann-Weelink verfolgt das Konzept unterschiedliche Ansätze, „… auf die diese Zielgruppe zurückgreifen und von denen sie profitieren kann" (Kretschmann-Weelink, 2006, 112).

Desweiteren erkannte sie, dass:

- „eine Veränderung von Gewohnheiten mehrere Jahre dauern kann;
- Positiv erlebte Beziehungen dazu beitragen können, Veränderungen in Gang zu setzen und Neues auszuprobieren;
- Menschen mit geistigen Behinderungen fähig sind, sich im Rahmen ihrer Stärken, Fähigkeiten, Kompetenzen und Ressourcen zu verändern;
- Anwendung von Stärken und Fähigkeiten zu einer Erweiterung von Kompetenzen zur Bewältigung des Alltags beitragen können;
- Teilnehmer Respekt und Akzeptanz erlebten
- Teilnehmer sich ernst genommen und – trotz Alkoholproblematik – akzeptiert fühlten;
- Teilnehmer Umgang mit Alkohol und mögliche Bewältigungsstrategien bei Bedarf thematisierten;
- Teilnehmer eine Verstärkung des Selbstbewusstseins erfuhren;
- Teilnehmer sich freuten über die Zugehörigkeit zu einer Gruppe;
- Teilnehmer sich freuten auf die „Gruppenstunden" als Abwechslung des Alltags;
- Teilnehmer Geselligkeit ohne Alkoholkonsum als positiv erlebten" (ebd., 112).

In der Dokumentation schreibt Kretschmann-Weelink, dass das Angebot Freizeitreff auch nach Projektende fortgesetzt wird (ebd., 112).

Das DIDAK-Konzept kann sowohl für die Primär- als auch für die Sekundärprävention eingesetzt werden. Das Konzept gliedert sich in zwei Teile, wobei der erste Teil in fünf Untereinheiten, der zweite Teil in vier Untereinheiten eingeteilt ist. Das Konzept eignet sich für Menschen mit geistigen Behinderungen mit und ohne Alkoholproblematik.

Ziele sind:

- Die Motivation für gesundheitsförderliches Verhalten sowie die Unterstützung bei der Entwicklung entsprechender Verhaltensweisen und deren Umsetzung im Alltag.
- Die Sensibilisierung und die Befähigung für einen risikoarmen Umgang mit Alkohol bzw. die Abstinenz von Alkohol (vgl. Westfalenfleiß, o.J., 1).

Der erste Teil des DIDAK-Konzeptes ist eher allgemein über Gesundheitsförderung, über Ernährung und Umgang mit Genussmitteln. Dabei wird auch der Umgang mit Nikotin und Alkohol thematisiert. Es geht um Vorsätze, Risikosituationen und Handlungsstrategien.

Der zweite Teil des Konzeptes baut auf dem ersten auf. In ihm geht es speziell um den Umgang mit Alkohol. Die Teilnehmer müssen vor der Belegung des zweiten Teils am ersten Teil teilgenommen haben. In ihm geht es um Konsumgründe, Wirkung und Folgeprobleme von Alkohol und wieder um Risikosituationen, Handlungsstrategien und Vorsätze (vgl. ebd., 1ff, s.a. Kretschmann-Weelink, 2006, 113ff). Alle Teilnehmer verfügen über wenn auch unterschiedliches Wissen über Nahrungs- und Genussmittel. Gespräche darüber geben Aufschluss über Wissensstand, bauen Vertrauensbeziehungen auf und ermöglichen die Mitteilung von Problemen im Umgang mit Nahrungs- und Genussmitteln. Die Teilnehmer werden über einen verant- wortungsvollen Umgang mit Genussmitteln sensibilisiert und entwickeln Handlungs- und Lösungsstrategien. Das Thema Alkohol kann wie bei vielen Menschen ohne Behinderungen auch bei Menschen mit geistigen Behinderungen ein „heikles" Thema sein. Kretschmann-Weelink geht davon aus, dass bei einem Angebot ausschließlich über Alkohol erheblich weniger Menschen erreicht würden und bereit wären sich mit diesem Thema auseinanderzusetzen (vgl. ebd., 113 f).

Inhalte des ersten Teils des DIDAK-Konzeptes sind:

- „Gesundheitsförderndes Verhalten; Nahrungs- und Genussmittel.
- Gesundheitsförderndes Verhalten; „Risiko".
- Gesundheitsförderndes Verhalten; „Gefahr"; Rauchen … ; … Alkohol(abstinenz): …; (Risikofaktor) Alkoholkonsum … ; „Risikoarmer Alkoholkonsum".
- Alkoholische Getränke … ; … ; … (Handlungsstrategie und)Vorsatz … .
- Vorsätze; Risikosituationen; … Handlungsstrategien (…), um … (S)ituationen zu bewältigen; Ansprechpartner bei Fragen … Problemen …" (Westfalenfleiß, o.J , 3; Inhalte ausführlich beschrieben bei Kretschmann-Weelink, 2006, 117ff).

Inhalte des zweiten Teils des Konzeptes sind:

- „Alkoholkonsumgründe und Wirkung von Alkohol; … Folgeprobleme … ; Alkoholismus ist eine Krankheit - … ; Ansprechpartner, … Hilfe … bei Alkoholproblematik.
- Ziel von Werbung; Vorsätze und Ambivalenz; Risikosituationen; Risikozeiten; „ ……. statt Alkohol.
- Vorsätze und Ambivalenz; (Hilfe von) Vorsätzen … ; … ; Handlungsstrategien in Risikosituationen.
- Ressourcen und Stärken nutzen; … Auswahl an Handlungsstrategien … (in) Risikosituationen … ; … Ziele immer wieder erneut vornehmen" (Westfalenfleiß, o.J., 4; Inhalte ausführlich beschrieben in Kretschmann- Weelink, 2006, 121ff).

Im Rahmen der Veranstaltung gab es immer wieder Entspannungsübungen. Die Teilnehmer erhalten „Erinnerungsblätter" über die jeweiligen Inhalte. Es entsteht im Verlauf ein Erinnerungsbuch (vgl. Kretschmann-Weelink, 2006, 124).

Das DIDAK-Programm wurde als Fortbildung im Wohnverbund und in den Werkstätten der Westfalenfleiß gGmbH angeboten. Aus den einzelnen Wohngruppen meldeten sich zum 1.Teil 29 Menschen an. Angefangen haben 23 Personen in sechs Gruppen, ausgeschieden sind im Verlauf zwei Teilnehmer. Zu dem zweiten Teil haben sich acht Personen angemeldet, sieben begannen und nahmen bis zum Ende an der Fortbildung in zwei Gruppen teil (vgl. ebd., 126).

Aus Werkstätten meldeten sich zu viele Personen an. Die Gruppengröße wurde auf jeweils fünf Teilnehmer pro Abteilung begrenzt, so dass sich zwar 32 Personen für den ersten Teil anmeldeten, aber nur 14 diese Fortbildung beginnen konnten. Bis auf einen haben alle Teilnehmer die Fortbildung regulär beendet. Für den zweiten Teil meldeten sich fünf Personen an, welche alle die Fortbildung begannen und beendeten (vgl. ebd., 127f).

Die Dauer der einzelnen Veranstaltungen variierte, normalerweise dauerten sie 100 Minuten und länger (vgl. ebd., 129).

Bei der sich anschließenden Evaluation wurde untersucht, ob DIDAK geeignet ist:

- „ ... gesundheitsförderliche und suchtrelevante Inhalte so zu vermitteln, dass den Bedürfnissen der Teilnehmer Rechnung getragen wird?
- ... durch diese gezielte Schulung die Einstellung der betroffenen Person aber auch ihrer Bezugspersonen verändert werden und damit verbunden der Umgang mit Suchtmitteln verbessert werden (kann)?" (Bentrup-Falke, 2006, 66).

Daraus leitet sie drei Kriterien zur Beurteilung des Projektes ab: Zufriedenheit der Teilnehmer, Kompetenzerlangung und Einstellungsveränderung (vgl. ebd., 67).

Vor der Teilnahme wurden (fast) alle Teilnehmer befragt: Fast alle hatten schon Kontakt zu Alkohol; zwei Teilnehmer sind trockene Alkoholiker. Befragt nach der Häufigkeit antworteten fünf mit regelmäßigem Konsum von Alkohol, 19 gaben unregelmäßigen Konsum an. Unter den „Nicht-Trinkern" befanden sich die beiden trockenen Alkoholiker und eine Person, die nach einem Alkoholmissbrauch massive physische Probleme bekommen hatte. Sechs Personen gaben an, aus einer Familie mit einer Alkoholproblematik zu stammen (vgl. ebd., 73f). 20 Personen trinken am Wochenende, sechs trinken abends vor dem Fernseher, und drei trinken alleine Alkohol. Keiner tränke aus Langeweile oder am Morgen (vgl. ebd., 75). Fast alle

Befragten gaben an, dass in den Wohnheimen und Werkstätten ein absolutes Alkoholverbot herrschen würde (vgl. ebd., 75).

Nach dem ersten Teil der Fortbildung wurden (fast) alle Teilnehmer befragt. Fast allen hatte die Fortbildung gut bis sehr gut gefallen. Viele wünschten eine Fortsetzung der Schulung, einige mehr Informationen über Alkohol (vgl. ebd., 79f). Zehn Teilnehmer berichteten, dass sie jetzt weniger Alkohol trinken würden, einer verzichtete auf jeglichen Konsum (vgl. ebd., 82).

Nach dem zweiten Teil der Fortbildung wurden alle Teilnehmer befragt. Alle fanden den zweiten Teil gut und sehr gut. Die Hälfte der Teilnehmer (sechs) gab an, weniger zu trinken, zwei trinken nach der Schulung überhaupt keinen Alkohol mehr (vgl. ebd., 85f). Bentrup-Falke führt dies auf das Erlernen von Handlungsalternativen, Stärkung der sozialen Kompetenz und dem Einüben „Nein zu sagen" zurück (vgl. ebd., 96).

Kretschmann-Weelink berichtet von vielen Rückmeldungen. Die Fortbildung sei zu kurz, solle erweitert oder wiederholt werden. Die Teilnehmer finden die freiwillige Teilnahme äußerst positiv (vgl. Kretschmann-Weelink, 2006, 137).

Die Teilnehmer erkannten, dass der Alkoholkonsum immer riskant sein kann. Sie nahmen Konsumgewohnheiten und Folgeprobleme wahr. Die Erinnerungsblätter nutzen einige Teilnehmer als Rechtfertigung für einen geringeren oder gar keinen Konsum, andere nutzten sie zur Reflektion und verringerten ihren Konsum (vgl. ebd., 138). Die Evaluation zeigt, dass erwachsene Menschen mit geistigen Behinderungen in der Lage sind, gesundheitsförderliches Verhalten zu erlernen und auch den Umgang mit Alkohol selbst zu steuern (vgl. ebd., 139). Offen bleibt allerdings die Frage nach der langfristigen Wirkung.

2.2. Behandlungsangebote

Spezielle Angebote für Menschen mit geistigen Behinderungen bzw. Minderbegabungen sind rar. Seit vielen Jahren berät P. Schinner in Berlin süchtige Menschen mit geistigen Behinderungen (Suchtberatung der Lebenshilfe) und leitet eine Selbsthilfegruppe (SuSeGrup). Ebenso lange Erfahrung in der Therapie besitzt die Fachklinik Oldenburger Land. Diese beiden Einrichtungen sind die Pioniere in der praktischen Arbeit mit süchtigen Menschen mit geistigen Behinderungen bzw. Minderbegabungen. Inzwischen gibt es die Fachklinik Fischer-Haus in Süddeutschland, die sich u.a. dieses Klientel angenommen hat. Das evangelische Krankenhaus Alsterdorf in Hamburg bietet Menschen mit geistigen Behinderungen die Möglichkeit für einen qualifizierten Entzug mit einem speziell auf sie zugeschnittenen Zusatzangebot. Seit einigen Jahren gibt es in Berlin die Möglichkeit einer ambulanten Beratung und Therapie (Heilpädagogische Ambulanz Berlin e.V.).

In der Fachklinik Freudenholm-Ruhleben in Bösdorf bei Plön (meinem Arbeitgeber) z.b. gibt es kein besonderes Konzept. Zur Entgiftung werden diese Menschen aufgenommen und nehmen an allen regulären Veranstaltungen der Klinik teil. Während des Aufenthaltes in der Fachklinik wird die weitere Behandlung zusammen mit dem Patienten und eventuell dem gesetzlichen Betreuer und/oder dem Betreuer aus der Behinderteneinrichtung geplant. Oft entgiften sie, und gehen zurück in die Behinderteneinrichtung. Wenn dies nicht möglich ist, da er zum wiederholten Male rückfällig geworden ist, und die Einrichtung verlassen muss, wird eine (Übergangs-) Einrichtung zur langfristigen sozialen Rehabilitation in Norddeutschland gesucht. Falls der Entgiftung eine Entwöhnungsbehandlung folgen soll, wird getestet, ob der Patient in der Lage ist, an einer „normalen" Therapie teilzunehmen. Wenn das Ergebnis negativ ist, wird versucht, möglichst zügig einen Therapieplatz in der Fachklinik Oldenburger Land zu bekommen. Motivierte Süchtige werden nahtlos aus der Fachklinik Freudenholm-Ruhleben in die Fachklinik Oldenburger Land verlegt.

Bei der Internetabfrage auf der Homepage des Bundesverbandes für stationäre Suchtkrankenhilfe[15] wurden Therapieplätze für Menschen mit geistigen Behinderungen bzw. Minderbegabungen in folgenden fünf Einrichtungen angegeben: Schloss Mackenzell, Fachkrankenhaus Vielbach, Fachkliniken Nordfriesland, Fachklinik Mahlertzhof und Fachklinik Klosterwald. Eine Recherche auf der jeweiligen Internetseite der Einrichtungen erbrachte keine Hinweise auf diese spezielle Zielgruppe oder ein spezielles Behandlungsangebot für Menschen mit geistigen Behinderungen bzw. Minderbegabungen.

Bei einer auf Minderbegabung eingeschränkten Abfrage erschienen folgende weitere Fachkliniken: Diakonisches Zentrum Serrahn e.V., Dietrich Bonhoeffer Klinik, Fachklinik Fischer-Haus, Fachklinik Haus Möhringsburg, Fachklinik Horizont Rees gGmbH, Fachklinik Magdalenenstift, Fachklinik Michaelshof, Fachklinik Oldenburger Land, Luzin-Klinik, Psychosoziale Klinik St. Martin. Eine Recherche auf der jeweiligen Internetseite ergab, dass die meisten zwar Menschen mit kognitiven Defiziten

---

[15] http://www.therapieplätze.de

aufnehmen würden, aber es fand sich kein Hinweis auf ein spezielles Angebot für Menschen mit Minderbegabungen. Ausnahmen waren die Fachklinik Oldenburger Land in Dötlingen-Neerstedt (zwischen Bremen und Oldenburg gelegen), und die Fachklinik Fischer-Haus[16] in Gaggenau (Nordschwarzwald).

2.2.1. Die Suchtberatung der Lebenshilfe

P. Schinner betreut seit 1998 süchtige Menschen mit geistigen Behinderungen in der Suchtberatungsstelle der Lebenshilfe in Berlin[17].

Wie inzwischen selbstverständlich trennt er zwischen geistiger Behinderung und Suchterkrankung und stellt nicht, wie früher geschehen, die Suchterkrankung als ein Symptom der geistigen Behinderung dar. Die Einrichtungen der Behindertenhilfe seien mit der Betreuung süchtiger Menschen überfordert. Ähnlich verhält es sich mit den Einrichtungen des Suchthilfesystems im Umgang mit Menschen mit geistigen Behinderungen. Schinner hat die Erfahrung gemacht, dass die Beratung und Behandlung von suchtkranken Menschen mit geistigen Behinderungen unter besonderen Bedingungen stattfinden muss (zu den Bedingungen s. Kap. 2.1.1).

Unter diesen Bedingungen bietet[18] die Lebenshilfe Berlin eine psychologische Suchtberatung mit folgenden Angeboten:

- „psychologische Einzelgespräche in der Motivationsphase
- Vermittlung in geeignete suchttherapeutische Einrichtungen
- Psychologische Begleitung in der Nachsorgephase
- Fortbildungsveranstaltungen zum Thema „Sucht und geistige Behinderung"
- Teilnahme an einer Sucht-Selbsthilfegruppe für Menschen mit einer geistigen Behinderung".

Die Sucht-Selbsthilfegruppe (SuSeGrup) trifft (traf? s. Anmerkung 18[19]) sich einmal im Monat. Geleitet wird (wurde) sie von P. Schinner. Probleme mit dem Essen, Trinken, Rauchen und Spielen werden thematisiert.

---

[16] http://www.fischer-haus.de; vgl. auch Peter-Höner, 2009
[17] Die Beschreibung der Beratungsstelle sowie die Zitate in diesem Absatz beziehen sich auf den Internetauftritt (Adresse im Literaturverzeichnis) im Jahr 2009 (siehe auch Fußnote 18)
[18] Bot? Bei einer Recherche im Jahr 2010 auf der Internetseite der Lebenshilfe ist das Angebot Suchtberatung nicht mehr aufgeführt.
[19] In der SEKIS Datenbank (http://www.sekis.de) wird die SuSeGrup weiterhin geführt (Stand: 12.11.2010).

2.2.2. Das evangelische Krankenhaus Alsterdorf, Hamburg

Das evangelische Krankenhaus Alsterdorf ist nach der Internetrecherche das einzige Krankenhaus in Deutschland, das ein besonderes Angebot für die Entzugsbehandlung für Menschen mit geistigen Behinderungen bzw. mit Minderbegabungen anbietet. Das Angebot richtet sich sowohl an den betroffenen Menschen, aber auch an die Angehörigen und die Betreuer in den Einrichtungen, um auf diesem Wege „... dazu beizutragen den langfristigen Erfolg der Behandlung zu sichern". Die Patienten nehmen an der „Standard-Behandlung" im Qualifizierten Entzug teil. Zusätzlich besteht u.a. die Möglichkeit an „ein der Behinderung entsprechendes Gruppenangebot" zu besuchen. „Gespräche mit Suchtberatern" werden angeboten, der „Besuch und (das) Kennen lernen einer Selbsthilfegruppe für Menschen mit geistigen Behinderungen" wird organisiert, „eine(...) Suchtberatungsstelle (wird) mit dem Ziel eines längerfristigen Kontakts" aufgesucht, „Freizeitangebote auf dem Stiftungsgelände" werden angeschaut und Betreuer und Angehörige werden beraten. Die Regelbehandlung dauert 21 Tage[20].

2.2.3. Die Fachklinik Oldenburger Land

Seit 1993 behandelt die Fachklinik Oldenburger Land Menschen mit Minderbegabungen. Entstanden ist die Konzeption aus der Behandlung süchtiger Menschen mit Hörbehinderung. Anfang der 90iger Jahre entstand ein Bedarf an Therapieplätzen für Menschen mit Minderbegabungen (vgl. Schliep, 2003, 54).
Die Beschreibung der Fachklinik Oldenburger Land ist weitgehend der Konzeption der Einrichtung entnommen (vgl. Fachklinik Oldenburger Land, o.J.).

Zielgruppe der Abteilung innerhalb der Fachklinik sind „Suchtkranke mit Einschränkungen der intellektuellen Fähigkeiten und/oder mit besonderen Störungen im Kontakt- und Kommunikationsbereich". Konkretisiert sind dies folgende Eigenschaften: „Einschränkung der intellektuellen Leistungsfähigkeit (IQ zwischen 70 und 84), erheblich eingeschränkte Kontakt- und Kommunikationsfähigkeit, ausgeprägte Hemmungen und/oder Ängste (und/oder eine) Selbstwertproblematik". Wichtige Voraussetzungen für eine Behandlung sind Leidensdruck, Eigenmotivation und

---

[20] vgl. Faltblatt des evangelischen Krankenhaus Alsterdorf, Qualifizierter Entzug für Menschen mit Lern- und geistiger Behinderung, o.J.

Rehabilitationsfähigkeit. Die Fachklinik behandelt Menschen mit einem IQ unter 70 nicht.

Nach Schliep hat die Abteilung „To Hus" der Fachklinik Oldenburger Land 49 Betten, von denen ein Teil von dem oben beschriebenen Personenkreis belegt wird (vgl. Schliep, 2003, 54).

Behandlungsziele sind:

- „Entwicklung von Kontakt- und Kommunikationsfähigkeit
- Denken und Handeln zielgerichtet und problemorientiert einsetzen
- Wahrnehmung und Akzeptanz eigener Defizite (z. B. Gedächtnis, Urteilsfähigkeit)
- Stärkung der Fähigkeit zur Außen- und Binnenwahrnehmung
- Stärkung des Selbstwertgefühls
- Förderung der Antizipationsfähigkeit
- realistische Einschätzung des sozialen Feldes
- Förderung von Autonomie (soweit möglich)
- Übernahme von Verantwortung (für sich und andere)".

Bedeutsam bei der Behandlung in der Fachklinik ist die enge Kombination aus Gruppenpsychotherapie und Arbeitstherapie. Die in der Arbeitstherapie auftretenden Störungen und Konflikte werden in der Gruppe behandelt und Lösungsstrategien werden erarbeitet. Diese werden in der Arbeitstherapie umgesetzt und ausprobiert. Die Menschen erlernen und erproben Problemlösungsstrategien. In der Psychotherapie tritt „...an die Stelle der „Deutung" das Prinzip „Antwort"...". Die Gruppengröße wird klein gehalten, damit die Patienten Hemmungen und Ängste abbauen und überwinden können.

Der Behandlungsverlauf orientiert sich am Prinzip der „kleinen Schritte". Die individuellen Therapieziele, die mit dem Patienten entwickelt und festgelegt werden, sollen überschaubar und erreichbar sein. Der Patient beginnt mit der Bearbeitung seiner wichtigsten Störung, und beginnt die Zusammenhänge zwischen Suchterkrankung und seiner Persönlichkeit zu verstehen. Die Patienten benötigen viel Zeit und Geduld, um positive Erlebnisse aufzubauen. „Das Tempo der ... Aktivitäten orientiert sich an den Fähigkeiten und Bedürfnissen der Patienten". Pädagogische und sozialtherapeutische Methoden kommen zur Anwendung. Die Patienten lernen sich verbal zu artikulieren. Entspannungstechniken werden in die Gruppenarbeit eingebunden.

Neben der Gruppenarbeit werden Einzelgespräche angeboten. Es gibt indikative Gruppen. Beschäftigungs- und Sporttherapie und Angehörigenarbeit sind weitere Angebote der Fachklinik. Milieutherapie ist ein weiterer Schwerpunkt der Therapie. Dabei geht es um „Hygiene, Essmanieren, Ordnung (und) Sauberkeit".

Der Behandlungsverlauf gliedert sich in drei Phasen. Nach der Aufnahmephase folgt die interaktionell-strukturelle Phase. Daran schließt sich die Ablösephase an.

Die Patienten werden direkt in „ihre" Gruppe aufgenommen. Damit werden Stigmatisierung, Überforderung und Benachteiligung vermieden, die Patienten befinden sich von Anfang an in „ihrem" therapeutischen Milieu.

Die Aufnahmephase (Dauer ca. drei Wochen) dient der Diagnostik der Störungen. Darauf baut dann der Behandlungsplan auf. In dieser Phase werden auch die Therapieziele formuliert.

Desweiteren soll sich der Patient psychisch und physisch stabilisieren und seine Behandlungsmotivation gefestigt werden. In der Arbeitstherapie wird er langsam an die Tätigkeiten herangeführt, er bekommt einen Paten mit dem er zusammenarbeitet als ständigen Ansprechpartner.

In der interaktionell-strukturellen Phase beschäftigt sich der Patient mit seinem Selbst- und Fremdbild. Die Kontakt- und Kommunikationsfähigkeit wird gefördert und die Bewältigung von Alltagssituationen geübt. Die Patienten lernen ihre Gefühle kennen und üben diese verbal auszudrücken. Destruktive Verhaltensmuster werden auf diese Art vermindert. In der Arbeitstherapie arbeiten die Patienten selbstständig und werden unter Berücksichtigung ihrer Fertigkeiten und Fähigkeiten zunehmend gefordert. Die Entwicklung von Verantwortung, Selbstbewusstsein und selbstständigem Arbeiten wird gefördert.

In der Ablösephase sollen die Patienten Verantwortung für sich und andere übernehmen. „Soziales Verhalten wird gefördert, erworbene Passivität vermindert, Selbstständigkeit und Eigeninitiative gefördert". In der Arbeitstherapie übernehmen sie Teilverantwortung, werden Paten für die neuen Patienten. Sie arbeiten eigenständig und selbstverantwortlich. Es wird versucht die Patienten auf das Leben nach der Entwöhnungsbehandlung vorzubereiten, eventuell werden sie in andere Einrichtungen weitervermittelt.

2.2.4. Die Heilpädagogische Ambulanz Berlin

Für Menschen mit geistigen Behinderungen und einer Suchtproblematik bietet die heilpädagogische Ambulanz Berlin seit 2007 eine modifizierte Suchtberatung und Suchttherapie an. Träger der Behinderteneinrichtungen können fachlich im Umgang mit ihrer süchtigen Klientel beraten werden. Angeboten werden für Menschen mit geistigen

Behinderungen allgemein Beratungsgespräche zum Thema Sucht und Alkohol, es besteht die Möglichkeit einen Suchttherapeuten zu sprechen, und es gibt die Chance sich mit Betroffenen in derselben Situation in einer Gruppe auszutauschen[21].

Die ambulante Therapie ist auf die besonderen Bedürfnisse, auf ihre Möglichkeiten der Kommunikation und ihres Verstehens zugeschnitten. Die Dauer der Therapie beträgt fast ein Jahr mit jeweils einem Einzelgespräch und in der Hauptphase einem Gruppengespräch pro Woche.

In der Einzeltherapie werden zuerst die Therapieziele erarbeitet und vereinbart. Zunächst steht die Auseinandersetzung mit dem Sucht- und Konsumverhalten im Blickpunkt, dann werden Techniken der Rückfallprophylaxe angeboten und trainiert. Multimodale und auf die Klientel angepasste Interventionsformen werden verwendet.

Kernstück der Rehabilitation ist die Gruppentherapie. „Die Erfahrung von Solidarität und Gemeinschaft von Menschen mit ähnlichen Problemlagen und Lebenshintergründen erleichtert die Auseinandersetzung mit den eigenen Schwierigkeiten" (Heilpädagogische Ambulanz Berlin, o.J.).

Angehörige und Betreuer werden als Kooperationspartner gesehen und in Gesprächen in die Behandlung mit einbezogen.

2.3. Kooperation zwischen Suchthilfesystem und Behinderteneinrichtungen

Die Institutionen der Suchthilfe erkennen seit längerem die Problematik im Umgang mit süchtigen Menschen mit geistigen Behinderungen, und möchten diesem Klientel die Angebote zugänglich machen (Schubert, 2006, 27) Sie sehen aber ihre Einrichtungen nur bedingt in der Lage Menschen mit geistigen Behinderungen zu betreuen. So eigneten sich nach eigener Beurteilung bei einer Umfrage 2003 in Sachsen-Anhalt 13 % gut für Menschen mit geistigen Behinderungen während sich 69 % als ausreichend bis sehr schlecht geeignet einschätzten (vgl. ebd.). Überwiegend versuchen sie aber auf die speziellen Voraussetzungen des neuen Klientel zu reagieren (vgl. ebd., 26).

Der Kontakt zu den Institutionen des Suchthilfesystems erfolgt zu mehr als ein Drittel über die Eltern bzw. gesetzliche Betreuer. Bei über 20% der Fälle kommt es zum Erstkontakt auf Vermittlung von Behinderteneinrichtungen, bei 15% vermittelt der Hausarzt (Schubert, 2006, 25f).

---

[21] Die Beschreibung der Ambulanz folgt der Selbstdarstellung im Internet (siehe Literaturverzeichnis).

Betrachtet man die Häufigkeit und die Qualität der Zusammenarbeit zwischen Suchthilfe und Behindertenhilfe fallen zwei Dinge auf. Die Qualität der Zusammenarbeit wird von beiden Seiten ähnlich beurteilt, wobei die Suchthilfe sie etwas kritischer sieht. Aber 50% der Einrichtungen der Behindertenhilfe geben keine Zusammenarbeit an; bei den Einrichtungen der Suchthilfe liegt dieser Anteil bei 30% (vgl. ebd., 27).

Ein zentrales Instrument zur Sicherung der Abstinenz ist die Selbsthilfegruppe. Franz (2008) beschreibt in seiner Diplomarbeit 1995 die Notwendigkeit von Selbsthilfegruppen für die Nachsorge von alkoholkranken Menschen mit (geistigen) Behinderungen. Er stellt sich gemeinsame Gruppen von Menschen mit (geistigen) und ohne Behinderungen vor (vgl. ebd., 70). Menschen mit geistigen Behinderungen, die an gemeinsamen Gruppensitzungen teilgenommen haben, berichten hingegen, dass sie bei der Teilnahme an den Gruppensitzungen überfordert waren und sich nicht ernst genommen gefühlt haben (vgl. Sennekamp, Scharlau, 2008, 153f). Theunissen fordert, dass die Teilnahme an einer Selbsthilfegruppe durch einen persönlichen Betreuer angebahnt, und Menschen mit geistigen Behinderungen zumindest bei den ersten Treffen durch einen Assistenten begleitet werden muss (vgl. Theunissen, 2004, 238f). Kretschmann-Weelink berichtet von positiven Erfahrungen bei der Anbahnung der Teilnahme Menschen mit geistigen Behinderungen an „normalen" Selbsthilfegruppen durch Betreuer. Näheres beschreibt sie nicht (vgl. Kretschmann-Weelink, 2006, 75). Bentrup-Falke erwähnt einen Teilnehmer an der DIDAK-Fortbildung, der Mitglied bei den Anonymen Alkoholikern sei (vgl. Bentrup-Falke, 2006, 74). Eine telefonische Umfrage von Holtkötter 2006 ergab keinen Hinweis auf eine Selbsthilfegruppe, an der ein Mensch mit geistiger Behinderung teilnehmen würde (vgl. Holtkötter, 2006, 69).

Treten in einer Behinderteneinrichtung Probleme im Umgang mit Alkohol auf, so wird meistens versucht, diese Angelegenheit „intern" zu lösen. Bei der Umfrage (2003 in Sachsen-Anhalt) unter den Behinderteneinrichtungen ergab sich, dass nur selten eine Suchtberatungsstelle mit einbezogen wird (Schubert, Theunissen, 2005, 315; vgl. Klauß, 2003, 36[22]), bzw. die Hälfte der Einrichtungen arbeitet überhaupt nicht mit Suchthilfeeinrichtungen zusammen (s.o., vgl. ebd., 315). Erste Leitlinien für den Umgang mit auffälligen Mitarbeitern und Bewohnern sind inzwischen erarbeitet

---

[22] Verwiesen sei hier auch auf das Interview mit Neumeyer (2008), die Leiterin einer Wohngruppe ist. Auch sie berichtet, dass sie sich bei dem Alkoholproblem in der Wohngruppe keine(!) professionelle Hilfe geholt haben (vgl. ebd., 9).

worden. Sie sehen als Konsequenz bei auffälligen Gebrauch Auflagen zur Suchtberatung und zur stationären Entgiftung vor (vgl. Bundesverband evangelische Behindertenhilfe e.v.; Gesamtverband der Suchtkrankenhilfe im Diakonischen Werk der Evangelischen Kirche in Deutschland e.V., 2008; Konzeption zur Suchtprävention der Diakonie Stetten e.V., 2005). Ein Betroffener berichtet allerdings, dass ihm der vermehrte Kontakt zu den Mitarbeitern in der Einrichtung sowie das Freizeitprogramm weitergeholfen habe. Der Besuch der Suchtberatungsstelle sei keine Hilfe[23].

In der bearbeiteten Literatur fanden sich nur wenige Hinweise auf Kooperationen zwischen Suchthilfesystem und Behinderteneinrichtungen. Ein Spezialfall ist die schon oben beschriebene Suchtberatung der Lebenshilfe in Berlin. Im Jahresbericht 2008 der Alkohol- und DrogenBeratung im Kreis Herzogtum – Lauenburg wird über zwei zweistündige neu konzipierte Präventionsveranstaltungen in Zusammenarbeit mit den Behindertenwerkstätten in Geesthacht berichtet. Die Veranstaltungen stießen auf eine positive Resonanz und sollen fortgesetzt werden (vgl. Fischer-Kiefer et al., 2009, 23)[24]. Hingewiesen sei hier auch auf einen Arbeitskreis in Norddeutschland zwischen den Institutionen der Suchthilfe und Behindertenhilfe (vgl. Arff, 2009).

Ein wissenschaftlich evaluiertes Beispiel einer Kooperation findet sich bei Sennekamp, Scharlau (2008). Sie beschreiben eine Gruppe für süchtige Menschen mit geistigen Behinderungen. Geleitet wurde diese Gruppe von einem (vertrauten) Betreuer aus einer Behinderteneinrichtung und einem Suchtberater. Grundidee war diesen Menschen Unterstützung im Umgang mit ihrer Krankheit sowohl in der Anfangs- und Motivationsphase als auch in der Nachsorge nach einer stationären Behandlung anzubieten (ebd., 150). Diese offene Gruppe bestand über mehrere Jahre und zeichnete sich durch eine geringe Fluktuation aus (ebd., 152). Die meisten Mitglieder der Gruppe reduzierten ihren Konsum bzw. lebten über Jahre abstinent (ebd., 151). Der Suchtberater stand in engem Kontakt zu dem Betreuungspersonal (z.B. durch Schulungen, aber auch durch Teilnahme an Fallkonferenzen) (ebd., 150). Die Betreuer begleiteten die Gruppenmitglieder während der stationären Behandlung, und dienten somit als „Übersetzer". Die Zusammenarbeit mit der Fachklinik hatte sich sehr positiv entwickelt (ebd., 151).

---

[23] Interview mit A. Peterlin (geänderter Name) 2008 in der Einrichtung Martinshof in Rothenburg.
[24] Im Jahresbericht 2oo9 wird darüber allerdings nicht mehr berichtet.

Eine weitere Kooperation gibt es im Bereich der Prävention in Förderschülern. In Chemnitz gibt es die Möglichkeit, dass geistig behinderte Förderschüler im Rahmen des Unterrichtes zusammen mit dem Klassenlehrer durch die Fachstelle für Suchtprävention an einem Suchtpräventionsprogramm teilnehmen. In Leipzig findet ein ähnliches Programm ohne Anbindung an eine Suchtberatungsstelle statt[25].

In Dessau Roßlau gibt es ein langfristig angelegtes Projekt zur kommunalen Alkoholprävention mit jungen Erwachsenen mit geistigen Behinderungen. Angeboten wird das Projekt von der Stadt und der Werkstatt für behinderte Menschen. Externe Hilfsstellen sollen aber erst bei problematischem Konsum hinzugezogen werden, wobei explizit erwähnt wird, dass „ … die örtlichen Suchtberatungsstellen … nicht auf das Klientel Menschen mit geistigen Behinderungen zugeschnitten (sind)" (Deutsches Institut für Urbanistik, o.J., 3).

In der oben zitierten Umfrage ging es auch um die Frage, ob die Behindertenhilfe spezielle Angebote entwickeln muss. Wie beschrieben sollen die Angebote der Suchthilfe Menschen mit geistigen Behinderungen zugänglich sein. Fast alle Suchthilfe- und Behinderteneinrichtungen stimmen dem voll (jeweils 64%) bis überwiegend zu (vgl. Schubert, 2006, 27). Trotzdem sind beide Seiten der Auffassung, dass die Behindertenhilfe spezielle Angebote entwickeln muss. Fast 75% der Einrichtungen der Behindertenhilfe, aber auch 64% der Institutionen der Suchthilfe stimmen dem voll zu (vgl. ebd.).

Im Umgang mit süchtigen Menschen mit geistigen Behinderungen spiegelt sich die Spezialisierung und Zergliederung des deutschen Sozialsystems wider. Für den Menschen mit geistigen Behinderungen sind die Behinderteneinrichtungen zuständig, für den süchtigen Menschen die Institutionen der Suchthilfe. Bei einer Kombination beider Merkmale fühlt sich keiner der Einrichtungen so richtig „zuständig". Nicht berücksichtigt sind dabei auch Fragen der finanziellen Zuständigkeit (Kostenträger) für Maßnahmen.

---

[25] Vgl. für Chemnitz und Leipzig: http://www.suchtpraevention-sachsen.de/Suchtpraventionsprojekte/ sachsen.de/Suchtpraventionsprojekte/Forderschulen/forderschulen.html#Geistigbehindert   (Stand: 22.11.2010)

Bei komorbiden Patienten (s. Kap. 1.3.) wird die Angelegenheit noch komplexer. Psychiatrische Kliniken behandeln ihren Anteil, die Suchthilfeeinrichtungen beschäftigen sich mit der Sucht, bzw. zuerst wird die Sucht behandelt und dann die psychische Erkrankung. Komorbide Menschen mit geistigen Behinderungen geraten nun endgültig in alle Schnittstellen der drei „Zuständigkeiten".

3. Bestehende Versorgungspfade zur langfristigen Sicherung der Behandlungsziele

Der klassische Ablauf der Behandlung eines suchterkrankten Menschen erfolgt nach Feuerlein in fünf Phasen:

- Kontaktphase: in ihr besteht das Ziel, den Süchtigen zur Aufgabe seiner Suchtmitteleinnahme zu motivieren und Möglichkeiten der Behandlung aufzuzeigen.
- Phase der Diagnostik: begleitet von Motivationsarbeit wird eine eventuelle psychische, internistische oder andere Problematik abgeklärt.
- Entgiftungsphase: Phase des körperlichen Entzuges und der Behandlung somatischer Krankheiten.
- Entwöhnungsphase: zunehmende Unabhängigkeit von Suchtmitteln entwickelt sich mit Hilfe vielfältiger Therapieformen
- Weiterbehandlungs- und Rehabilitationsphase: die Nachsorge wird durch verschiedene Einrichtungen der Suchthilfedurchgeführt (Ambulanz, Suchtberatungsstelle und Selbsthilfegruppe) (Feuerlein in Kazin, Wittmann, 2007, 70).

Dieses Phasenmodell kann auch bei der Behandlung süchtiger Menschen mit geistigen Behinderungen bzw. mit Minderbegabungen angewandt werden. Eine Besonderheit besteht darin, dass das Umfeld von Anfang an mit einbezogen werden soll. Beispielhaft beschreiben Kazin und Wittmann dieses. In der Kontaktphase wird die betroffene Person „ … im Rahmen einer ambulanten Visite in der Werkstatt oder im Wohnheim vorgestellt", wenn das Problem im ambulanten Setting erkannt wird (ebd., 70). In der Phase der Diagnostik erfolgt eine Fremdanamnese mit Angehörigen und/oder Betreuern der Behinderteneinrichtungen; diese werden beraten. Außerdem findet eine Fallbesprechung mit allen Beteiligten statt. Die Angehörigenarbeit wird in der Entwöhnungsphase fortgesetzt. In der Nachsorge sollte neben dem Besuch der aufgeführten Einrichtungen der Suchthilfe langfristig eine „… Veränderung der Lebensbedingungen mit adäquatem Betreuungsangebot und die berufliche Rehabilitation erfolgen" (ebd.; 70).

Betont wird von fast allen Autoren die Notwendigkeit der engen Zusammenarbeit zwischen Suchthilfesystem und Behinderteneinrichtungen gerade zur Sicherung des Behandlungserfolges im Zuge der Nachsorge. Bisher scheint es aber nur wenige Beispiele einer solchen Kooperation zu geben(vgl. Kap. 2.3).

Von vielen Autoren wird auf die Notwendigkeit hingewiesen, das Betreuungspersonal zur Suchtproblematik zu schulen. Sie sollen in die Lage versetzt werden, problematischen Konsum und eine Abhängigkeit zu erkennen, aber sie sollen auch den behandelten Menschen weiterhin mit seiner Erkrankung begleiten, Rückfallprophylaxe betreiben und Rückfälle erkennen und thematisieren.

Bisher gibt es allerdings nur ein paar „Inseln" an spezifischen Angeboten für süchtige Menschen mit geistigen Behinderungen(vgl. Kap. 2.2), häufig abhängig von bestimmten engagierten Personen wie P. Schinner oder M. Kretschmann-Weelink.

Hinzuweisen wäre in diesem Zusammenhang auf bisher noch nicht aufgeführte Möglichkeiten der Versorgung süchtiger Menschen mit geistigen Behinderungen bzw. mit Minderbegabungen. Es gibt nach einer Entwöhnungsbehandlung die Möglichkeit der direkten Entlassung „nach Hause", aber auch die Variante eine Adaption durchzuführen. Geeignet sind solche Einrichtungen für Menschen mit besonderen sozialen Schwierigkeiten, Doppeldiagnosen u.ä.m.. Einige Einrichtungen nehmen auch Menschen mit Minderbegabungen auf.

Als Beispiel sei die Adaptionseinrichtung in Vielbach genannt[26]. Die Patienten organisieren ihre Hausgemeinschaft und versorgen sich selbst. Die Erfüllung der Arbeitsvorgaben wird überprüft. Innerhalb der Gruppe sollen die Probleme selbst reguliert werden. Gruppentherapie ist ein fester Bestandteil der Adaption. Die Patienten absolvieren ein Betriebspraktikum, die Teilnahme an den im Haus stattfindenden Treffen der Selbsthilfegruppe wird erwartet. Besuche „strategisch" wichtiger Bezugspersonen werde gefördert, bei den Heimfahrten sollen Kontakte zum Umfeld aber auch zu einer lokalen Selbsthilfegruppe aufgenommen werden. Mit dem Bezugstherapeuten wird ein Sozialplan für die Zeit nach der Behandlung ausgearbeitet, der die Bereiche Wohnen, Arbeit, Umschulung und evtl. Schuldenregulierung umfasst. Die Dauer der Adaption beträgt zwei bis drei Monate.

Eine andere Möglichkeit einer Betreuung statt einer Entwöhnungsbehandlung sind Wohnheime oder Übergangseinrichtungen für Menschen mit seelischen Behinderungen, besonders chronisch mehrfach geschädigte Suchtkranke. Ziel der Einrichtungen ist die Bewohner möglichst weitgehend am Leben in der Gesellschaft teilnehmen zu lassen und die Selbstständigkeit zu fördern und zu erhalten.

---

[26] Dieser Abschnitt bezieht sich auf Internetseite der Einrichtung in Vielbach: http://www.frankfurter-verein.de/fkhv/joomla/154/index.php?option=com_content&view=article&id=94&Itemid=150 (Stand: 7.11.2010).

Hilfen werden geboten bei:

- Der Gewinnung von Selbstständigkeit in der Lebensführung
- Der Bewältigung von Schwierigkeiten in der Gemeinschaft
- Der Kontakt- und Kommunikationsfähigkeit
- Der Freizeitgestaltung
- Der Vermeidung bzw. Überwindung krankheitsbedingter Krisen.

Tagesstrukturmaßnahmen werden für jeden Bewohner erstellt, langfristiges Verhaltenstraining wird durchgeführt. Alle Maßnahmen können auch als Vorbereitung auf ein abstinentes Leben im eigenen Wohnraum angesehen werden.

Betreut werden Menschen, die

- Der vorübergehenden stationären Betreuung bedürfen, da sie mit der selbstständigen Bewältigung der anfallenden täglichen Anforderung überfordert sind.
- Nicht / noch nicht / nicht mehr einer medizinischen/beruflichen Rehabilitation bedürfen.
- Z.B. eine nicht durch Alkoholmissbrauch hervorgerufene Minderbegabung haben, bei denen die Sucht im Vordergrund steht.

Ziele, Hilfsangebote und Zielgruppen sind bei dieser Arbeit der Konzeption des Gutes Dauelsberg bei Delmenhorst (Stand 2009) entnommen, stehen aber hier stellvertretend für andere. Einrichtungen der sozialen Rehabilitation wurden/werden in der letzten Zeit verstärkt gegründet, da zunehmend mehr süchtige Menschen ihren Alltag nicht mehr alleine organisiert bekommen, und nicht (mehr) therapiefähig sind[27].

Menschen mit Minderbegabungen könnten mit Hilfe solcher Einrichtungen eventuell wieder in die Gesellschaft integriert werden. Ob und inwieweit diese Einrichtungen von Menschen mit Minderbegabungen genutzt werden, darüber liegen keine Informationen vor. Gleiches gilt für den Erfolg der Maßnahmen.

Eine weitere Nachsorgemöglichkeit ist die Betreuung im eigenen Wohnraum. Diese Möglichkeit richtet sich an Menschen, die „... zur Verringerung selbstschädigender Verhaltensweisen ..." und „zur Bewältigung krankheitsbedingter Defizite der systematischen ambulanten Betreuung bedürfen, um eine eigenständige Lebensführung aufrechtzuerhalten". Der süchtige Mensch erfährt Unterstützung „... bei der Planung und Aufbau realistischer Perspektiven im persönlichen, sozialen und beruflichen

---

[27] vgl. hierzu auch den Internetauftritt der Einrichtung „Haus Ruhleben" in Bösdorf bei Plön: http://www.landesverein.de/index.php?seid9347 oder die Einrichtungen des Vereins Vitalis e.V. in Lütjenburg: http://www.vitalis-lütjenburg.de

Bereich". Bei den regelmäßigen Gesprächen werden das „... Verhalten sowie die Probleme des Betreuten besprochen, neue Lösungswege erarbeitet und erprobt" (zit. nach Internetauftritt des Landesvereins für Innere Mission in Schleswig-Holstein[28]). Dieses Angebot wird von der Suchtberatungsstelle des Kreises vorgehalten. Ob und inwieweit süchtige Menschen mit Minderbegabungen dieses Angebot (erfolgreich) nutzen, darüber liegen keine Informationen vor.

Adaption, soziale Rehabilitation und Betreuung im eigenen Wohnraum sind Angebote des Suchthilfesystems. Sie sind, wie schon erwähnt, keine Einrichtungen speziell für süchtige Menschen mit geistigen Behinderungen bzw. mit Minderbegabungen - könnten für sie aber von der Zielsetzung her interessant sein und sich mit ihren Bedürfnissen decken.

---

[28] http://www.landesverein.de/index.php?seid=8574#ambu (Stand: 07.11.2010)

47

4. Bestehende Defizite und deren Lösungsmöglichkeiten

Zusammenfassend ist festzustellen: Sowohl in der Prävention als auch in der therapeutischen Versorgung von Menschen mit geistigen Behinderungen und Alkoholsucht bestehen Defizite auf mehreren Ebenen. Erst allmählich wird der Bedarf dieser Zielgruppe erkannt, und die ersten konzeptionellen Ansätze werden kontrovers diskutiert. Es mangelt jedoch noch vor allem an wissenschaftlichen Grundlagendaten. Daher gibt es auch keine realistischen Bedarfsschätzungen. Erhebungen zu diesem Thema sind erforderlich, um zu einer realistischen Einschätzung der Größenordnung des Problems zu gelangen. 2009 startete das Projekt „Sucht und geistige Behinderung" (s. Kap. 1), welches 2013 abgeschlossen sein soll. Befragt werden alle Einrichtungen der Behinderten- und Suchthilfe in Nordrhein-Westfalen. Ziel ist aussagekräftige Daten zu ermitteln, um eine bedarfsgerechte Versorgung zu ermöglichen (vgl. AWO EN, o.J.). Die prinzipielle Problematik von Alkohol in Einrichtungen der Behindertenhilfe wird (unter den dort Tätigen), insbesondere im Rahmen der sich verändernden Versorgungsstrukturen von Menschen mit geistigen Behinderungen, zunehmend erkannt.

Unbestritten ist, dass diese Menschen eine speziell auf sie angepasste Beratung und Behandlung benötigen. Problematisch ist, dass es nur einzelne Einrichtungen gibt, die sich dieser Menschen annehmen und mit einem spezifischen Angebot unterstützen. Doch eine stationäre Therapie weit entfernt vom Wohnort kollidiert mit der Erkenntnis, dass eine heimatnahe Versorgung für sie noch wichtiger wäre, um das soziale Umfeld (Angehörige und Betreuer) mit einzubinden evtl. auch um einen „Übersetzer" zu haben. Um auch die weitere Behandlung der Erkrankung und die folgende Stützung der Betroffenen im Alltag zu sichern wäre eine wohnortnahe Einrichtung (um z.B. den vertrauten Therapeuten kontaktieren zu können) von großer Bedeutung.

Defizite bestehen auch in der Zusammenarbeit zwischen Suchthilfesystem und den Einrichtungen der Behindertenhilfe. Enge Kooperationen sind bei der Behandlung der Suchterkrankung für den Behandlungserfolg wichtig. Süchtige Menschen mit geistigen Behinderungen brauchen Unterstützung aus beiden Bereichen. Die einzelnen Systeme für sich genommen sind mit der Behandlung überfordert. Einzelne Hinweise auf erfolgreiche Kooperationen liegen vor, aber es scheint selten zu einer Realisierung zu kommen. Hier liegt ein großes Potenzial für Verbesserungen.

Neben den strukturellen Fragen stehen die nach therapeutischen Konzepten. In dem Zusammenhang ist – wie auch in dieser Arbeit hingewiesen - die Wichtigkeit von Selbsthilfegruppen in der Behandlung einer Suchterkrankung zu betonen. Die Beschäftigung mit dem Thema Sucht, der Kontakt zu ebenfalls Betroffenen, zu Menschen in einer ähnlichen Situation, fördert die eigene Bereitschaft, sich diesem Thema immer wieder zu stellen. Mit Hilfe einer Selbsthilfegruppe kann es gelingen zu einer Entwöhnungsbehandlung motiviert zu werden, sie kann aber auch in der Nachsorge den nötigen Halt bieten, um abstinent zu leben. Suchtselbsthilfegruppen von verschiedenen Organisationen werden flächendeckend angeboten. Die Integration von Menschen mit geistigen Behinderungen oder mit Minderbegabungen in bestehende Gruppen ist jedoch problematisch. Sie fühlen sich oft nicht akzeptiert und ernst genommen mit dem Ergebnis, dass sie nicht weiter an der Gruppe teilnehmen. Hier spiegeln sich die allgemein gesellschaftlichen sozialen Interaktionsschwierigkeiten wider.

In der praktischen Arbeit aber auch in der wissenschaftlichen Literatur werden zwei Wege vorgeschlagen:

- Gruppen nur für Menschen mit Behinderungen
- Die persönliche Assistenz eines Betreuers bei der Kontaktanbahnung bzw. Vorbereitung der Gruppe auf den Menschen mit geistigen Behinderungen sowie seine Begleitung zu den Gruppentreffen.

Eine klare Präferenz für die eine oder die andere Variante ist nicht zu erkennen. Beide Wege werden in einem geringen Umfang beschritten; die häufigste Variante scheint gar kein Besuch einer Gruppe zu sein. Abhängig bei einer Entscheidung für die eine oder die andere Möglichkeit ist das Angebot (flächendeckend bzw. punktuell) aber auch die Persönlichkeit des Betroffenen und seine Wünsche. Erleichtern würde sich der Einstieg in eine bestehende Gruppe bei einer positiveren Einstellung der Teilnehmer (Allgemeinheit) zu geistiger Behinderung, das persönliche Engagement des Assistenten und die Frustrationstoleranz von Menschen mit geistigen Behinderungen.

Abschließend lassen sich zwei Tendenzen feststellen:

- Die Anzahl der Suchterkrankungen bei Menschen mit geistigen Behinderungen scheint in den letzten Jahren zugenommen zu haben, und erreicht ein Niveau, welches dem der Durchschnittsbevölkerung entspricht. Auch der Kontakt zu illegalen Drogen nimmt zu.
- Das Suchthilfesystem ist auf diese Klientel mit seinen Besonderheiten nicht vorbereitet. Die Tatsache, dass sie eine spezielle Form der Beratung und Behandlung benötigen ist anerkannt. Angebote gibt es aber nur punktuell. Regionale Verbünde, um eine wohnortnahe Versorgung zu gewährleisten, sind nicht vorhanden. Das Suchthilfesystem nimmt sie erst allmählich als neue Zielgruppe wahr.

5. Literaturverzeichnis

Arff, H. (2009):Fachartikel für Zeit Fenster: Thema: Sucht und geistige Behinderung. Online im Internet: http://www.st-nicolaiheim.de/fileadmin/bilder/vereinszeitung/ Artikel_Sucht_und_geistige_Behinderung.pdf (Stand: 22.11.10).

AWO EN (Hrsg.) (o.J.): Modellprojekt Vollerhebung Sucht und geistige Behinderung. Online im Internet: http://www.awo-en.de/soziales/via/moprosucht.htm (Stand: 24.08.10).

Beer, O. (2008): Suchtmittelgebrauch und geistige Behinderung. Saarbrücken: VDM Verlag.

Beer, O. (2005): Suchtmittelgebrauch und geistige Behinderung ein Widerspruch?! In: Deutsche Behinderten – Zeitschrift, Jg. 42, Nr. 3: 28 -29.

Beer, O. (2004): Suchtmittelgebrauch bei Menschen mit geistiger Behinderung – eine Auswertung amerikanischer und australischer Literatur mit dem Schwerpunkt auf Alkoholkonsum. Diplomarbeit. Münster.

Beer, O. (2004a): Suchtmittelgebrauch bei Menschen mit sogenannter geistiger Behinderung. In: Geistige Behinderung, 3/2004: 255 – 269.

Behrens, W. (2003): Menschen mit intellektuellen Einschränkungen und Suchtproblemen – Hilfen für den Alltag. In: Klauß, T. (Hrsg.): Geistige Behinderung und Sucht: Eine Herausforderung im Spannungsfeld von Selbstbestimmung und Fürsorge. Dokumentation der Arbeitstagung der DGSGB am 16.05.2003 in Kassel. Berlin: 41 -51.

Beine, W. (2008): Alkohol und geistige Behinderung. Neurologische Voraussetzungen sind anders. In: Orientierung. Fachzeitschrift der Behindertenhilfe, Heft 2: 23-24.

Beine, W. (2003): Suchtgefährdete Menschen mit geistiger Behinderung im Betreuungsalltag – ausgewählte Aspekte. In: Klauß, T. (Hrsg.): Geistige Behinderung und Sucht: Eine Herausforderung im Spannungsfeld von Selbstbestimmung und Fürsorge. Dokumentation der Arbeitstagung der DGSGB am 16.05.2003 in Kassel. Berlin: 13 – 19.

Bentrup – Falke, T. (2006): Alkoholmissbrauch bei Menschen mit geistiger Behinderung; Evaluation einer Primär- und Sekundärpräventionsprogramms. Diplomarbeit. Paderborn.

Boehlke, E. (2008): Menschen mit Intelligenzminderung und Sucht. Möglichkeiten der stationären qualifizierten Entgiftung und Langzeit - Entwöhnungstherapie. Vortrag auf der Jahrestagung der Bundesarbeitsgemeinschaft Ärzte für Menschen mit geistiger oder mehrfacher Behinderung e.V., Bielefeld 11.04 – 12.04.2008.

Bundesverband evangelische Behindertenhilfe e.V.; Gesamtverband der Suchtkrankenhilfe im Diakonischen Werk der Evangelischen Kirche in Deutschland e.V. (Hrsg.) (2008): Zum Umgang mit Suchterkrankungen in Werkstätten für behinderte Menschen: Eine Handreichung. Berlin.

Deutsches Institut für Urbanistik (Hrsg.) (o.J.): Dessau – Roßlau – D Einzelprojekt 1: Alkoholprävention mit geistig behinderten jungen Erwachsenen. Online im Internet: http://www.kommunale-suchtprävention.de/wettbewerb-2008-2009/beiträge/1375/1190 (Stand: 24.08.2010).

Diakonie Stetten e.V. (Hrsg.) (2008): Suchtprävention für Menschen mit geistiger Behinderung. Auszug aus der Broschüre „Konzeption zur Suchtprävention für Menschen mit geistiger Behinderung". In: Orientierung. Fachzeitschrift der Behindertenhilfe, Heft 2: 11-13.

Dlabel, H. (2008): Sucht und psychiatrische Komorbidität. Power Point Präsentation

Evangelisches Krankenhaus Alsterdorf (Hrsg.)(o.J.): Qualifizierter Entzug für Menschen mit Lern- und geistiger Behinderung. Flyer.

Fachklinik Oldenburger Land (Hrsg.) (o.J.): Konzeption. Anlage G - Suchtkranke mit Einschränkungen der intellektuellen Fähigkeiten und/oder mit besonderen Störungen im Kontakt- und Kommunikationsbereich. Online im Internet: http://www.fachklinik-oldenburger-land.de/konzeptiong.php (Stand: 25.10.2009).

Fischer-Kiefer, B.; Schörling, P.; Binet, P. (2009): Suchtberatung. In: Alkohol- und DrogenBeratung im Kreis Herzogtum Lauenburg gGmbH (Hrsg.): Jahresbericht 2008. 14 -24.

Franz, W. (2008): Überlegungen zu therapeutischen Möglichkeiten für alkoholkranke Menschen mit Behinderung. Hamburg: Diplomica Verlag.

Heilpädagogische Ambulanz Berlin (Hrsg.) (o.J.): Ambulante Rehabilitation – Suchttherapie. Online im Internet: http://www.hpa-berlin-ev.de/de/Sucht (Stand: 20.09.2010).

Holtkötter, M. (2006): Alkoholmissbrauch und –abhängigkeit bei Menschen mit geistiger Behinderung: Zwischenbilanz zu einem aktuellen Problem. Hausarbeit Universität Köln.

Hüsgen, H.-A. (2009):Integrierte Versorgungsprozesse. Studienbrief 4:Integrierte Versorgungsprozesse für Konsumenten psychoaktiver Substanzen. Studienbrief der Hamburger Fern-Hochschule.

Jantzen, W. (1992): Allgemeine Behindertenpädagogik Bd.1. Weinheim-Basel: Beltz

Kazin, V.; Wittmann, S. (2007): Psychische Störungen und Verhaltensstörungen durch Alkohol. In: Schanze, C. (Hrsg.) (2007): Psychiatrische Diagnostik und Therapie bei Menschen mit Intelligenzminderung. Stuttgart: Schattauer: 63 – 74.

Klauß, T. (2008): Suchtverhalten bei Menschen mit geistiger Behinderung – pädagogische Perspektiven. Vortrag auf der Jahrestagung der Bundesarbeitsgemeinschaft Ärzte für Menschen mit geistiger oder mehrfacher Behinderung e.V., Bielefeld 11.04 – 12.04.2008.

Klauß, T. (2008a): Wenn ich trinke, geht es mir gut. Sucht bei Menschen mit geistiger Behinderung. In: Orientierung. Fachzeitschrift der Behindertenhilfe, Heft 2: 1-5.

Klauß, T. (2006): Sucht – (k)ein Thema der Pädagogik für Menschen mit geistiger Behinderung? Vortrag bei Fachtagung „Selbstbestimmte Lebensführung von Menschen mit geistiger Behinderung contra Suchtrisiken" des Diakonischen Werkes Mitteldeutschland Kloster Drübeck 28.03.2006.

Klauß, T. (2003): Sucht – (k)ein Thema der Pädagogik für Menschen mit geistiger Behinderung? In: Klauß, T. (Hrsg.): Geistige Behinderung und Sucht: Eine Herausforderung im Spannungsfeld von Selbstbestimmung und Fürsorge. Dokumentation der Arbeitstagung der DGSGB am 16.05.2003 in Kassel. Berlin: 30 -40.

Kretschmann – Weelink, M. (2008): DIDAK. Ein Präventionsprogramm für Menschen mit einer geistigen Behinderung. In: Orientierung. Fachzeitschrift der Behindertenhilfe, Heft 2: 16-17.

Kretschmann – Weelink, M. (2008a): Ich weiß doch selbst, was ich will. Selbstbestimmung, Normalisierung, Inklusion und Sucht. In: Orientierung. Fachzeitschrift der Behindertenhilfe, Heft 2: 14-15.

Kretschmann – Weelink, M. (2006): Projektdokumentation zum Modellprojekt „Menschen mit geistiger Behinderung und einer Alkoholproblematik. Münster.

Kretschmann – Weelink, M. (2006a): Modellprojekt „Menschen mit geistiger Behinderung und einer Alkoholproblematik". In: Hennicke, K. (Hrsg.): Psychologie und geistige Behinderung: Dokumentation der Fachtagung der DGSGB vom 29.9. bis 1.10.2005 in der Pädagogischen Hochschule Heidelberg. Berlin: 200 – 206.

Kretschmann – Weelink, M. (2003): Mitarbeiterinnen und Mitarbeiter in der Begleitung von Menschen mit geistiger Behinderung und Suchtproblematik – Anforderungen und notwendige Kompetenzen. In: Klauß, T. (Hrsg.): Geistige Behinderung und Sucht: Eine Herausforderung im Spannungsfeld von Selbstbestimmung und Fürsorge. Dokumentation der Arbeitstagung der DGSGB am 16.05.2003 in Kassel. Berlin: 20 – 29.

Lingg, A.; Theunissen, G. (2000): Psychische Störung und Geistige Behinderung. Freiburg: Lambertus.

LWL-Kliniken Warstein und Lippstadt Abt. Suchtmedizin und Rehabilitationszentrum Sucht Südwestfalen (Hrsg.) (2009): Suchtfachtagung am 27. Mai 2009 in der LWL-Klinik Warstein „Intelligenzminderung und Suchtmittelkonsum". In: Infobrief Abteilung Suchtmedizin LWL- Rehabilitationszentrum Sucht Südwestfalen LWL-Kliniken Warstein und Lippstadt Nr.8 August 2009, 3-4.

LWL –Koordinationsstelle Sucht (Hrsg.) (2010): Studie zum Suchtmittelkonsum Intelligenzgeminderter liegt vor. In: LWL-KS-Newsletter 01-2010: 8

McManama, B. (2010): Chancen zur Enthospitalisierung und De-Institutioalisierung für Menschen mit geistigen Behinderungen? München: grin-Verlag.

McManama, B. (2009): Menschen mit Behinderungen. Studienbrief 1: Behinderungen und Gesellschaft. Studienbrief der Hamburger Fern-Hochschule.

Musalek, M. (2008):Sucht, Komorbidität und Behandlung. Neue Wege in der Behandlung von Suchtkranken. Eine Sucht kommt nie alleine. Pressemappe zum Pressegespräch am 28.01.2008.

Neumeyer, H. (2008): Alkohol in der Wohngruppe. Interview. In: Orientierung. Fachzeitschrift der Behindertenhilfe, Heft 2: 8-9.

Oehrle, W. (2010): Sucht kommt selten allein – Komorbidität bei Abhängigkeitskranken. In: Aktuell, das Magazin der ZfP Südwürttemberg. Ausgabe Mai 2010: 20-21.

Pardey, K. – D. (2008): Abhängigkeiten bei Menschen mit geistiger Behinderung. Juristische Aspekte zur Entzugs- und Entwöhnungsbehandlung. Vortrag auf der Jahrestagung der Bundesarbeitsgemeinschaft Ärzte für Menschen mit geistiger oder mehrfacher Behinderung e.V., Bielefeld 11.04 – 12.04.2008.

Peter – Höner, S. (2009): Sucht und (geistige) Behinderung. Powerpoint Präsentation.

Peterlin, A. (2008): 20.00 Uhr: Alkoholtest. Gespräch. In: Orientierung. Fachzeitschrift der Behindertenhilfe, Heft 2: 10.

Reker, M. (2009): Abhängigkeiten bei Menschen mit geistiger Behinderung. Ärztliche Grundannahmen für die Suchtbehandlung geistig behinderter Menschen. (Ausarbeitung eines Vortrags).

Reker, M. (2009a): Abhängigkeiten bei Menschen mit geistiger Behinderung. Ärztliche Grundannahmen für die Suchtbehandlung geistig behinderter Menschen. Powerpoint Präsentation. Vortrag 15.05.2009 in Potsdam

Reker, M. (2003): Sucht und Missbrauch – eine kurze Einführung. In: Klauß, T. (Hrsg.): Geistige Behinderung und Sucht: Eine Herausforderung im Spannungsfeld von Selbstbestimmung und Fürsorge. Dokumentation der Arbeitstagung der DGSGB am 16.05.2003 in Kassel. Berlin: 4 – 12.

Sarrazin, D. (2009): RAR – Rapid Assessment and Response – sachgerechte Bedarfserhebung für Projekte der selektiven Suchtprävention. Teil der Power Point Präsentation „Selektive und indizierte Prävention" gehalten auf dem 2. Deutschen Suchtkongress am 16. – 19.09.2009 in Köln der Deutschen Gesellschaft für Soziale Arbeit in der Suchthilfe.

Schäper, M. (2008): In der Gosse? Therapeutische Interventionen bei alkoholabhängigen Menschen mit einer Intelligenzminderung. In: Orientierung. Fachzeitschrift der Behindertenhilfe, Heft 2: 20-22.

Schinner, P. (2008): Sucht und geistige Behinderung. Überlegungen zur Beratung und Therapie von abhängigen oder suchtgefährdeten Menschen mit geistiger Behinderung. In: Psychotherapie im Dialog, Jg. 9, Heft 2; 152 – 156.

Schinner, P. (2000): Beratung alkoholgefährdeter Menschen mit geistiger Behinderung. In: Fachdienst der Lebenshilfe, Ausgabe Sept. 2000: 3 - 10.

Schläfke, D.; Häßler, F. (2005): Zum komorbiden Auftreten von geistiger Behinderung sowie Missbrauch von Alkohol und psychotropen Substanzen am Beispiel von Kasuiken. In: Häßler, Frank; Fegert, Jörg Michael (Hrsg.): Geistige Behinderung und seelische Gesundheit. Stuttgart: Schattauer.

Schliep, R. (2003): Stationäre Alkoholentwöhnung bei Menschen mit intellektuellen Einschränkungen – Vorstellungen eines spezialisierten Konzeptes. In: Klauß, T. (Hrsg.): Geistige Behinderung und Sucht: Eine Herausforderung im Spannungsfeld von Selbstbestimmung und Fürsorge. Dokumentation der Arbeitstagung der DGSGB am 16.05.2003 in Kassel. Berlin: 52 – 58.

Schliep, R. (1999): Flucht in die Sucht. Alkoholtherapie bei Menschen mit einer geistigen Behinderung. In: Zusammen, Jg. 19, Heft 3, 34- 36.

Schubert, M. (2006): Menschen mit geistiger Behinderung und Alkoholproblemen im Spiegel der Suchthilfe. In: Suchttherapie: Prävention, Behandlung, wissenschaftliche Grundlagen, Jg. 7, Heft 1: 24 – 28.

Schubert, M.; Theunissen, G. (2005): Alkoholkonsum von Menschen mit geistiger Behinderung. In: Vierteljahresschrift für Heilpädagogik und ihre Nachbargebiete, Heft 4: 312 -325.

Sennecamp, W.; Scharlau, A. (2008): Evaluation eines Unterstützungsangebotes für Menschen mit geistiger Behinderung und Suchtproblemen. In: Geistige Behinderung, Jg. 47, Nr. 2: 148 – 158.

Stiftung Wohlfahrtspflege NRW (Hrsg.) (o.J.): Menschen mit geistiger Behinderung und einer Alkoholproblematik, Münster. Online im Internet: http.//www.sw.nrw.de/v2/sw.nrw/projekte/projekte-fuer-behinderte-menschen/menschen-mit-geistiger-behinderung-und-einer-alkoholproblematik-muenster.html (Stand 07.10.2009)

Theunissen, G. (2004): Alkoholgefährdungen und Suchtprobleme bei Menschen mit geistiger Behinderung. In: Wüllenweber, Ernst (Hrsg.): Soziale Probleme von Menschen mit geistiger Behinderung. Stuttgart. Kohlhammer: 212 - 243.

Theunissen, G.; Schubert, M. (2006): Alkoholismus und geistige Behinderung. In: Hennicke, K. (Hrsg.): Psychologie und geistige Behinderung: Dokumentation der Fachtagung der DGSGB vom 29.9. bis 1.10.2005 in der Pädagogischen Hochschule Heidelberg. Berlin: 181 – 199.

Westfalenfleiß (Hrsg.) (o.J.): Vorstellung des Komplett-Paketes. Das Didaktisch-handlungsorientierte Präventionsprogramm DIDAK. Online im Internet: http://www.westfalenfleiss.de/projekte/DIDAK/index.php (Stand:7.10.2009).

Wittekindshof (Hrsg.) (2008): Dienstvereinbarung Sucht (vom 21.06.2000). In: Orientierung. Fachzeitschrift der Behindertenhilfe, Heft 2: 27.

o. N. (2009): Sucht und Behinderung. Größere Freiheit birgt auch Risiko. In: EN-Magazin, Heft 4: 6.

o. N. (2006): Statement der BAG: WfbM zu den Anforderungen durch neue Personenkreise in WfbM. In: Fachdienst der Lebenshilfe 3/2006: 24 - 26.

o. N. (o.J.): Arbeitsgruppe „Menschen mit geistiger Behinderung und einer Alkoholproblematik". Online im Internet: http://www.midames-muenchen.de/downloads/artikel/45ed2fee4b5ed.pdf (Stand: 20.06.2010).